Kommunikationstraining für Zahnärzte:

Steigern Sie die Behandlungsakzeptanz Ihrer Patienten

DR. GERMAN GOMEZ

Zahnarzt, Arzt, Dr.med.dent.

WIDMUNG

Meinen wunderbaren Claudias, Tochter und Frau, die mich jeden Tag dazu inspirieren, ein besserer Mensch und ein besserer Profi zu werden.
Ihre bedingungslose Unterstützung ist meine größte Stärke.

Für meine Eltern und Brüder, deren ständiger Glaube, Hoffnung, Hilfe und Liebe für mich eine Stütze durch die Gipfel und Täler meiner Lebensreise waren.

INHALT

VORBEMERKUNGEN

Die Inhalte dieser Arbeit dienen nur dem allgemeinen Verständnis und der Diskussion und sind nicht dazu gedacht und sollten nicht als Empfehlung oder Förderung einer bestimmten Methode, Diagnose oder Behandlung durch gesundheitswissenschaftliche Praktiker für einen bestimmten Patienten herangezogen werden. Der Autor gibt keine Zusicherungen oder Gewährleistungen in Bezug auf die Richtigkeit oder Vollständigkeit des Inhalts dieser Arbeit ab und lehnt ausdrücklich alle Gewährleistungen ab, einschließlich, jedoch nicht beschränkt auf stillschweigende Gewährleistungen der Eignung für einen bestimmten Zweck. Es wird der Leser aufgefordert, die bereitgestellten Informationen zu überprüfen und zu bewerten. Die Tatsache, dass eine Organisation oder Webseite in dieser Arbeit als Zitat und / oder potenzielle Quelle weiterer Informationen bezeichnet wird, bedeutet nicht, dass der Autor die Informationen, die die Organisation oder Webseite möglicherweise bereitstellt, oder Empfehlungen unterstützt. Darüber hinaus sollten sich die Leser darüber im Klaren sein, dass sich die in diesem Werk aufgeführten Internet-Webseiten zwischen dem Zeitpunkt des Schreibens und dem Lesen dieses Werks möglicherweise geändert haben oder verschwunden sind. Durch Werbeaussagen für diese Arbeit kann keine Garantie erstellt oder erweitert werden. Der Autor haftet nicht für daraus resultierende Schäden.

Nicht zuletzt, wenn der Autor über den Patienten, den Zahnarzt oder das zahnärztliche Team schreibt und sie als "er" bezeichnet oder die männliche Version in einem Beispiel verwendet, ist seine Absicht immer, die männlichen, weiblichen und diversen Geschlechter einzubeziehen.

1
EINLEITUNG

Lieber Leser, vielen Dank, dass Sie dieses Buch gekauft haben. Es richtet sich an Zahnärzte aber auch an Ärzte oder das Personal der Praxis und an alle, die ihre Kommunikationsfähigkeiten verbessern wollen.

Wir werden über die Grundlagen der Kommunikation sprechen, über die psychologischen Regeln, die hinter der Annahme unserer Angebote stehen, über den Prozess, den wir zu erfüllen haben, über die Präsentationstechniken, über Tipps und Tricks bei der Präsentation. Dann die Einwände und wie man mit ihnen umgeht, und dann, wie man mit besonderen Situationen umgeht.

In dem Moment, in dem Sie eine Zahnarztpraxis eröffnet haben, haben Sie angefangen, im Geschäft zu sein. Sie haben all diese Ausgaben, für die Sie jeden Monat aufkommen müssen, Ihr Personal, Ihre Kredite, Ihre Mieten, alles.

Ohne eine geschäftliche Einstellung werden Sie nicht erfolgreich sein. Obwohl Sie vielleicht nur gegen andere Zahnärzte in Ihrem Fachgebiet konkurrieren und Sie sich nicht in einem Land befinden, in dem echte Geschäftsleute im

Dentalgeschäft tätig sind.

Auch wenn Sie nur mit anderen Zahnärzten konkurrieren, ist es keine schlechte Idee, über alle Fähigkeiten der Kommunikations- und Präsentationstechniken zu verfügen, damit Ihre Patienten Ihre Behandlungsangebote leichter annehmen.

All dies wird Sie in Zukunft ohne große Anstrengungen erfolgreich machen. Aber normalerweise brauchen wir heutzutage mehr Anstrengung, und man muss mit Kommunikationsfähigkeiten ausgestattet sein. Und diese Fähigkeiten werden Ihnen in der zahnmedizinischen Ausbildung normalerweise nicht so ausgiebig vermittelt.

Sie werden Ihnen mit Büchern wie diesem gegeben. Oder Sie haben selbst eine Fähigkeit und entwickeln diese Fähigkeiten mit der Zeit.

Das haben wir also getan. Ich fasse all dieses Wissen für Sie in diesem Buch zusammen.

Ich hoffe, dass Ihnen dieses Buch gefällt und Sie viele Anregungen und interessante Ideen erhalten, und dass Sie Ihre Kommunikationsfähigkeiten und Ihre Behandlungsakzeptanz verbessern.

Ich möchte Ihnen allen so viele Informationen wie möglich übermitteln. Nochmals vielen Dank für die Lektüre dieses Buches, ich hoffe, dass es Ihnen gefällt und Ihnen einige fortgeschrittene Kenntnisse und Ideen vermittelt.

Einige Kapitel dieses Buches sind auch Teil anderer Bücher, die ich geschrieben habe. Ich wiederhole sie hier, da es für das Gesamtverständnis der Konzepte und Prozesse sinnvoll ist. Damit dieses Buch auch für sich allein als umfassendes Werk stehen kann.

In diesem Buch geht es nicht darum, wie man z.B. Veneers dem Patienten präsentiert. Die technischen Details sind den meisten Zahnärzten weitgehen bekannt. Es geht um den Ablauf der Präsentation. Wie man die Psychologie anwendet, wie man sich auf die Präsentation vorbereitet, welche Fragen man stellen sollte und wie man mit Einwänden umgeht und den Patienten zu einem erfolgreichen Abschluss führt, um die beste Behandlungsoption zu akzeptieren, die Sie zur Lösung seines Problems anbieten.

2
GRUNDLAGEN DER
PATIENTENKOMMUNIKATION

In diesem Kapitel werden wir über die Grundlagen der Patientenkommunikation sprechen.

Sie lernen die Kommunikationsmuster kennen, Tonalität und Körpersprache und was man dabei beachten sollte.

Sie müssen sich auf den Patienten konzentrieren. Jedes Mal, wenn Sie mit dem Patienten kommunizieren, müssen Sie sich auf den Patienten konzentrieren.

Die Patientenkommunikation ist die Grundlage des gesamten Erfolges in Ihrer Praxis. Aus diesem Grund gibt es ein weiteres Buch, genau darüber. Dies ist ein Verkaufsbuch. Und einige Kapitel müssen in beiden Büchern enthalten sein.

Konzentrieren Sie sich auf den Patienten. Sie müssen das Eis brechen. Sie müssen seine Probleme lösen. Sie müssen sich einige Techniken aneignen, die Sie dazu bringen, das Eis mit dem Patienten zu brechen und Sie ins Licht zu rücken, damit der Patient Sie als die Person wahrnimmt, die seine Probleme lösen will.

Verwalten Sie den Patientenfluss. Die Begrüßung, das auf den Stuhl Setzen, das Arrangement für weitere Folgemaßnahmen. All diese Dinge müssen vorbereitet werden und alle diese Dinge müssen einer Abfolge folgen, damit der Patient in Ihrer Praxis die Wahrnehmung hat, dass alles gut organisiert ist, dass Sie gut organisiert sind und Ihr Team auch.

Das bedeutet für den Patienten, dass wohl auch die Behandlungen gut organisiert sind. Jeder weiß, was zu tun ist.

Kontrollieren Sie den Patienten. Da die Umgebung Komfort und Sicherheit gewährleistet, muss er sich sicher und geborgen fühlen.

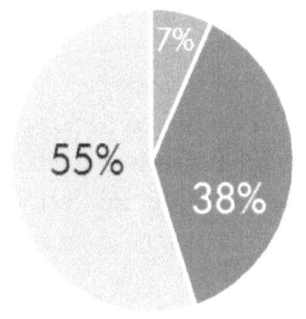

Elemente der persönlichen Kommunikation
- 7% gesprochene Worte
- 38% Stimme, Tonlage
- 55% Körpersprache

Verbal:
Worte + Tonlage = 45%

Nonverbal:
Psychologie + Umfeld = 55%

Wir müssen wissen, dass in der Kommunikation das gesprochene Wort nur 7% der gesamten Botschaft ausmacht. In der Art und Weise, wie man mit dem Patienten kommuniziert, macht *das* was man sagt nur 7 % *der Gesamtaussage aus*. Der Rest ist das, was Sie nicht sagen. Auch das müssen Sie kontrollieren.

Sie müssen die Stimme, den Tonfall Ihrer Stimme, Ihre Körpersprache kontrollieren, das macht insgesamt 93% der gesamten Botschaft aus.

Verbale Kommunikation besteht aus Worten und Tonalität oder Tonlage, das sind 45 %.

Nonverbal ist Psychologie und Umwelt oder Umfeld, Ihre Körpersprache, die 55% ausmacht.

Sie müssen verstehen, dass wir, wenn wir alle Jahre der Evolution der Menschheit, vom Homo Sapiens oder sogar Neandertaler bis heute vergleichen, erst heute Morgen die Sprache erfunden haben, wenn wir die ganze Geschichte mit einem Jahr vergleichen. Bis sie die Sprache erfunden hatten, kommunizierten die Menschen mit Lauten, Grunzen, Körpersprache und Tonalitäten.

All diese Dinge setzen sich heute auch in unserer Kommunikation mit dem Patienten fort. Und wir müssen uns dessen sehr bewusst sein, um den Patienten und seine Körpersprache, seine Tonalität, seine Stimme zu lesen, und auch, wenn wir unsere Körpersprache, unsere Stimme und unsere Tonalität kontrollieren müssen.

Was wir sagen oder was der Patient sagt, ist nur ein sehr, sehr kleiner Teil dessen, was er über das denkt, was er in Wirklichkeit kommuniziert, oder was wir kommunizieren.

Lassen Sie mich Ihnen ein Beispiel für die Tonalität geben. Die Tonalität kann die Bedeutung eines Satzes völlig verändern, je nachdem, wie ich ihn ausspreche oder wie ich mehreren Wörtern innerhalb des Satzes hervorhebe. Hier ist ein Beispielsatz:

Ich habe nicht gesagt, dass sie das Geld gestohlen hat.

Es hängt davon ab, wie ich die Tonalität verwende, kann ich die Bedeutung ändern. Ich werde die Wörter hervorheben, bei denen ich beim Sprechen einen besonderen Ton angeben würde:

Ich habe nicht gesagt, dass sie das Geld gestohlen hat.

Jemand anderes hat es gesagt.

Ich habe nicht **gesagt**, dass sie das Geld gestohlen hat.
Ich habe es in einer Email geschrieben. Ich habe es nicht gesagt.

Ich habe nicht gesagt, dass **sie** das Geld gestohlen hat.
Jemand anders hat es gestohlen, aber das Geld ist gestohlen. Aber sie hat es nicht getan.

Ich habe nicht gesagt, dass sie das **Geld** gestohlen hat.
Sie hat zwar etwas gestohlen, aber es war nicht das Geld. Sie stahl die Zahnpasta oder etwas in der Art.

Ich habe nicht gesagt, dass sie das Geld **gestohlen** hat.
Ich sagte, sie hat es einfach genommen und das Geld ist weg.

Sehen Sie, wie die Sache sich vollständig verändert?
Auch am Telefon ist die Kommunikation zu 82% Tonfall der Stimme und nur zu 18% die verwendeten Wörter. Ihre Rezeption ist eine sehr wichtige Säule Ihrer Praxis und muss in diesen Fertigkeiten sehr geschult sein.

Ihre stimmlichen Qualitäten sind:
Der Ton. Er drückt Gefühle oder Emotionen aus.
Die Beugung. Sie heben Wörter und Silben hervor, um die
Botschaft zu verstärken.
Die Tonhöhe. Wie hoch oder wie tief Ihre Stimme klingt.
Die Geschwindigkeit. Wie viele Worte pro Minute gesprochen werden. Das verändert das Ganze.
Der Volumen. Wie laut oder leise Ihre Stimme klingt.

Damit können Sie spielen. Und Sie können es auch hören, wenn der Patient spricht. Bei der Patientenkommunikation müssen Sie die Fähigkeit zum Zuhören entwickeln.

Lassen Sie den Patienten 80% des Gesprächs führen und sprechen Sie nur 20%.

In 80 % der Fälle müssen Sie zuhören, und um zuhören zu können, müssen Sie einige Fähigkeiten entwickeln.

Lassen Sie Ihre Gedanken nicht schweifen, wenn der Patient spricht. Lassen Sie persönliche Gedanken und Probleme beiseite, während der Patient spricht.

Konzentrieren Sie sich nicht auf das Formulieren einer Antwort. Der Patient sagt etwas, und Sie denken bereits darüber nach, was Sie antworten sollen, und Sie konzentrieren sich nicht auf das, was er sagt. Konzentrieren Sie sich auf das, was der Patient tatsächlich sagt. Später denken Sie darüber nach, was Sie antworten sollen, Sie können eine Pause machen. Sie sagen: "Lassen Sie mich eine Sekunde darüber nachdenken", und dann denken Sie darüber nach. Es ist nichts Schlimmes dabei. Sie müssen dem Patienten nicht sofort und in aller Eile antworten. Das wirkt sogar aggressiv.

Und sehen Sie, und hören Sie auch zu. Sehen Sie nicht nach unten. Während Sie dem Patienten zuhören, schauen Sie ihn wirklich an. Nehmen Sie sowohl die verbalen als auch die nonverbalen Informationen auf, die der Patient Ihnen übermittelt oder sendet.

Wählen Sie die Wörter aus, die einen Patienten nicht erschrecken, einschüchtern oder verärgern. Welche Wörter zu verwenden sind, ist ein anderes Kapitel, aber es ist wichtig zu wissen, dass Sie Wörter auswählen müssen, um negative Auswirkungen zu vermeiden.

Es klingt sehr logisch, aber das tun viele Leute nicht.

Nonverbale Kommunikation ist Körpersprache. Die Botschaften, die wir senden, die Botschaften, die der Patient wahrnimmt. Mit unserer Körpersprache, der Art und Weise, wie wir uns halten und bewegen, unseren Gesten, dem Tonfall unserer Stimme, der Mimik.

Wir können es ausdrücken, ohne es zu sagen: "Ich glaube Ihnen nicht." "Oh, das ist sehr interessant". "Oh, das ist sehr ernst und traurig".

Sie müssen diese Gesichtsausdrücke trainieren. Ich weiß, dass wir keine Filmstars sind. Aber wir müssen unsere Kommunikation mit dem Patienten trainieren und ihm zeigen, dass wir uns um ihn kümmern. Und wenn Sie das gut genug trainieren, können Sie es nicht nur in Worten vermitteln, dass Sie sich um ihn kümmern, sondern Sie können auch zeigen, dass Sie sich um ihn kümmern.

Das wird viel mehr wahrgenommen, als wenn man es sagt. Wenn Sie es nur sagen, aber nicht zeigen, ist es so, als ob Sie es gesagt hätten, ohne es zu meinen, und kein Patient wird bei Ihnen kaufen, weil kein Patient Ihnen abkauft, dass Sie sich wirklich um ihn kümmern.

In der nonverbalen Kommunikation können wir die Kommunikation auf niedriger Ebene von einem Verhalten auf hoher Ebene unterscheiden.

Dies sind verschiedene Botschaften, die wir dem Patienten vermitteln wollen. Die Art und Weise, wie wir es nicht tun sollten (Verhalten auf niedriger Ebene) und die Art und Weise, wie wir es tun sollten (Verhalten auf hoher Ebene).

Einfühlungsvermögen (Empathie).

Wenn wir Einfühlungsvermögen vermitteln wollen, ist Stirnrunzeln, das aus einem Mangel an Verständnis resultiert, keine gute Idee. Wenn man das tut, dann zeigt man kein Einfühlungsvermögen.

Positives Kopfnicken, "Ja" sagen. Gesichtsausdrücke, die den Inhalt des Gesprächs widerspiegeln, wenn das Gespräch traurig ist, kann man nicht lachen, wenn das Gespräch glücklich ist, dann lächelt man und geht im Rhythmus des Patienten.

Wenn Respekt und Wärme Ihre Botschaft ist.

Ein Verhalten auf niedriger Ebene wäre Gemurmel, ein

herablassender Tonfall, Apathie, zappelnde Zeichen, die den Wunsch zum Gehen anzeigen, wie das Schauen auf die Uhr, während der Patient spricht.

Ich weiß, das klingt alles sehr logisch, aber viele Zahnärzte haben das nicht im Sinn. Sie müssen sich dessen bewusst sein. Sie wissen das, aber Sie müssen sich dessen bewusst sein.

Ein Verhalten auf hoher Ebene würde bedeuten, volle Aufmerksamkeit zu widmen, zu lächeln, wenn das Gespräch nicht traurig ist und Körperkontakt, Einfühlungsvermögen, Respekt und Wärme zu zeigen.

Aufrichtigkeit.

Wenn man den Blickkontakt die ganze Zeit vermeidet, könnte der Patient denken: "Was ist denn mit dem Kerl los? Er schaut mir nicht in die Augen. Er schaut mir nicht ins Gesicht, was verbirgt er?".

Verhalten auf hoher Ebene wäre eine Kongruenz zwischen verbalem und nonverbalem Verhalten. Wenn Sie sagen: "Ich fühle mit Ihnen", sollten Sie mit Ihrem ganzen Körper, mit Ihrem ganzen Ausdruck, mit der ganzen Tonalität genau das vermitteln.

Konfrontation.

Verhalten auf niedriger Ebene, Zeigen mit dem Finger oder Schütteln der Faust. Sprechen mit lauter Stimme.

Verhalten auf hoher Ebene, Sprechen in einem natürlichen Tonfall. Wenn Sie mit dem Patienten nicht einverstanden sind, sagen Sie das einfach mit einer natürlichen Stimme. "Ich stimme in diesem Punkt nicht zu" und nicht nur "Ich stimme nicht zu".

Es gibt zwar eine Vielzahl von Patientenbedürfnissen, aber es gibt sechs Grundbedürfnisse, die hervorstechen. Wir müssen diese Bedürfnisse kennen, um sie zu befriedigen, damit unsere Kommunikation effektiver wird, der Patient sich bei uns viel besser fühlt und wir am Ende viel besser verkaufen können.

Grundbedürfnisse des Patienten:

1 Freundlichkeit.

Einfache Zuvorkommenheit und Höflichkeit, warmherzig und fürsorglich sein.

2 Empathie.

Der Patient muss wissen, dass der Zahnarzt seine Wünsche und Umstände zu schätzen weiß und ihm persönliche Aufmerksamkeit zukommen lässt. Er muss Einfühlungs-vermögen zeigen. Und der Patient muss es wahrnehmen.

3 Effizienz und Pünktlichkeit.

Die Patienten wollen das Gefühl haben, dass sie respektiert werden. Wenn Sie den Patienten stundenlang oder auch nur eine halbe Stunde oder 20 Minuten in Ihrem Wartezimmer warten lassen, ist das respektlos. Ich weiß, dass Zeitpläne nicht genau vorhergesehen und verwaltet werden können, aber man muss wirklich versuchen, für jeden Patienten viel Zeit einzuplanen. Ich weiß, dass das nicht sehr kosteneffektiv ist, aber dann müssen Sie Ihre Preise erhöhen. Es ist sehr wichtig, dass Sie genügend Zeit haben und der Patient pünktlich in Ihrer Praxis erscheint.

Wir sind stolz darauf, keinen Patienten im Wartezimmer warten zu lassen. Sie werden zum Zeitpunkt ihres Termins gesetzt, praktisch jedes Mal.

4 Kontrolle.

Die Patienten möchten das Gefühl haben, dass sie ein wichtiger Teil ihres eigenen Behandlungsplans sind. Was Sie zu sagen haben, ist: "Ich werde Ihnen alle Optionen erklären, damit Sie eine fundierte Entscheidung darüber treffen können, was zu tun ist. Ich kann Sie beraten, ich bin Ihr Ratgeber und ich bin derjenige, der die Behandlung dann später ausführt. Ich bin nicht der Entscheidungsträger, Sie treffen die Entscheidung" oder "wir können die Entscheidung gemeinsam treffen". Er ist also ein wichtiger Teil des Behandlungsplans. Er fühlt sich als ein Teil davon.

<u>5 Optionen und Alternativen.</u>

Der Patient möchte wissen, welche Behandlungsmöglichkeiten zur Verfügung stehen. Es ist sehr wichtig, die Optionen gründlich zu erklären. Ich habe in der zahnmedizinischen Fakultät gelernt, dass wir immer drei Optionen erklären müssen. Wenn wir keine drei Optionen finden, gibt es immer eine Alternative: nichts zu tun. Zumindest diese Option ist immer möglich, aber was passiert dann?

Sie müssen dem Patienten erklären, wenn Sie nichts unternehmen, kann dies passieren. Aber in der Regel können Sie drei verschiedene Optionen anbieten, um das Problem zu lösen. Wenn Sie nur zwei anbieten, dann würde die dritte Option bedeuten, nichts zu tun.

Hier ist ein Beispiel für drei verschiedene Optionen bei der Zahnaufhellung:

	Typ	Produkt	Methode	Verfahren umfasst	Preis
In-Office		mit Lampe	eine Sitzung in der Praxis ca. 1 Stunde	-Belag entfernen -Fläsh Verfahren 32% -Schienen -Nachbehandlung	X €
Kombiniert		kombiniert Lampe und Take-home	1 Stunde in-office + 1 Woche zu Hause	-Belag entfernen -Fläsh Verfahren 6% -Schienen -Nachbehandlung -Take-home Gel	X €
Take-Home		individuelle Schiene	2 Wochen zu Hause	-Belag entfernen -Schienen -Take-home Gel	X €

6 Informationen.

Ein Grundbedürfnis des Patienten ist die Information. Der Patient möchte über Gebühren und Leistungen informiert werden, aber auf sachdienliche und zeitkritische Weise. Natürlich muss er wissen, wie hoch die Kosten sind, wie lange es dauern wird und wie oft er in unserer Praxis sein wird.

Erfüllung der Bedürfnisse des Patienten:

Man muss eine positive Atmosphäre schaffen, man muss Aufrichtigkeit zeigen. Seien Sie aufrichtig, zeigen Sie Respekt. Ich kann es nicht oft genug betonen, Patienten warten nicht gerne. Wenn Sie einen Patienten warten lassen, zerstören Sie viel von Ihrer Professionalität und von der Wahrnehmung des Patienten von Ihnen als Fachmann und von der Praxis als professionelle Institution. Zeigen Sie Respekt. Respektieren Sie die Zeit des Patienten, klären Sie Beschwerden und Missverständnisse, bleiben Sie ansprechbar. Respektieren Sie die Vertraulichkeit des Patienten. Wenn Sie das tun, erfüllen Sie das Bedürfnis des Patienten, und das ist die Grundlage jeder Kommunikation, die Grundlage des gesamten

Verkaufs.

Zum Abschluss dieses Kapitels folgt das Bild des idealen Zahnarztes aus der Sicht des Patienten. Wie sollte der ideale Zahnarzt sein:

Zuversichtlich. Das Vertrauen des Zahnarztes gibt mir (dem Patienten) Vertrauen.

Einfühlsam. Der Zahnarzt versucht zu verstehen, was ich fühle und erlebe, und teilt mir dieses Verständnis mit.

Menschlich. Der Zahnarzt ist fürsorglich, mitfühlend und freundlich.

Persönlich. Der Zahnarzt ist an mir interessiert, interagiert sich mit mir und erinnert sich an mich als Individuum. Ich bin keine Nummer. Ich bin nicht die Füllung am Frontzahn.

Aufrichtig. Der Zahnarzt sagt mir in klarer Sprache und aufrichtig, was ich wissen muss. Keine Fachwörter, keine schwierigen Dinge, die niemand versteht, es sei denn, sie haben eine zahnmedizinische Ausbildung absolviert.

Respektvoll. Der Zahnarzt nimmt meinen Input ernst und arbeitet mit mir zusammen. Mit Input meine ich meine Einwände. Wenn ich einen Einwand habe, ist der Zahnarzt offen für meine Bedenken.

Gründlich. Der Zahnarzt ist gewissenhaft und beharrlich.

3
WELCHE SPRACHE FÜR PATIENTEN ZU VERWENDEN IST

In diesem Kapitel wollen wir darüber sprechen, welche Sprache für Ihre Patienten zu verwenden ist. Sie werden lernen, wie Sie negative Wörter durch positive Wörter ersetzen können und welche Fehler in der Kommunikation auftreten können.

Worte machen einen großen Unterschied. Sie müssen damit beginnen, Ihren Wortschatz umzuwandeln. Anstatt bestimmte Wörter zu verwenden, die eine Barriere herstellen, ein Auslöser sind, etwas Negatives im Kopf des Patienten erzeugen.

Sie müssen beginnen, Worte zu verwenden, die entweder gleichgültig oder positiv sind.

Hier sind einige Beispiele. Verwandeln Sie:

aber *in* **und**

Es gibt einen Unterschied zwischen: "Sie haben Recht, *aber* ich denke ..." und "Sie haben Recht, **und** ich denke ... " Und das gilt für alle Beispiele. Also, verwandeln Sie auch:

jedoch *in* **und**,

versuchen *in* **werde**,

sollte *in* **soll**,

Ich frage mich, ob *in* **Ich empfehle, dass…**,

Ich habe versagt *in* **Ich lerne** dazu,

vielleicht möchten Sie darüber nachdenken *in* Ich **empfehle wärmstens**,

Ich könnte *in* Ich **werde**,

Haben Sie irgendwelche Fragen? *in* **Welche Frage haben Sie**?

Hier ist eine Liste von Wörtern, die Sie verwenden sollten, wenn Sie das Gefühl haben, dass Ihr Patient Angst hat. Lernen Sie sie auswendig und wenden Sie sie an. Dies sind Wörter und Sätze, die von Psychologen gemacht werden. Und sie funktionieren.

Für **ängstliche Patienten** verwenden Sie

Wie fühlen Sie sich?

Wir lassen uns Zeit. (damit beruhigt man alles, man bremst alles ab).

Das verspreche ich Ihnen.

Kann ich Ihnen helfen?

Was fürchten Sie?

Sagen Sie mir ehrlich, was Sie befürchten.

Wir kümmern uns gut um Sie. (Sie müssen sicher sein. Denken Sie daran, sie kaufen Gewissheit in einer unsicheren Welt).

Für **arrogante Patienten:**

Patienten, die Besserwisser sind, sind sehr arrogant. Sie müssen mehrere Dinge hören, und dann sind Sie ihr bester Freund. Auch wenn man ihnen sagen will: "Du liegst falsch". Sagen Sie das nicht direkt. Verwenden Sie dazu andere Worte.

"Wir schätzen Ihre Meinung sehr." Das hilft ihnen, sich wichtig zu fühlen. Arrogante Patienten wollen sich wichtig fühlen. Das ist ihr Problem. Deshalb sind sie arrogant. Andere

Worte:

"Können wir etwas Besonderes für Sie tun? " Besonderes! Sie müssen sich besonders fühlen.

"Sie kennen das Thema sicherlich", loben Sie den arroganten Patienten.

"Ich habe besondere Informationen", und zeigen Sie ihm dann, warum er sich irrt, ohne es ihm direkt zu sagen. Sie loben ihn also und geben ihm dann einige zusätzliche Informationen, spezielle Informationen. Und damit sagen Sie ihm, dass das, was Sie sagen, Ihre Meinung zu diesem Thema ist.

"Wir finden heraus, wo unser Fehler lag." Sie sagen nicht: "Wir haben einen Fehler gemacht." Der arrogante Patient beschwert sich. Sie müssen Zeit gewinnen.

"Das ist sicherlich sehr wichtig". Denken Sie daran, dass sie sich wichtig fühlen wollen.

"Ihre Meinung oder Ihre Kritik ist/sind sehr wichtig für uns".

"Sie sind sehr wichtig für uns."

"Wir versuchen das Beste für Sie." Sie wollen sich besonders fühlen, sie wollen sich großartig fühlen. Sie wollen sich über jeden gut fühlen.

"Was denken Sie darüber?" Er soll Ihnen seine Meinung sagen. Sie wollen sprechen, sie wollen entscheiden, sie wollen der Mittelpunkt von allem sein.

"Ich teile Ihre Meinung"

"Ihre Behandlung ist sehr wichtig", weil er eine sehr wichtige Person ist.

Depressive Patienten.

Depressive Patienten müssen zum Beispiel andere Worte hören.

"Dies ist vielfach bewiesen worden". Sie suchen nach Gewissheit.

"Das wird mit Sicherheit gut funktionieren"

"Sehen Sie es so", bringen Sie es auf eine positive Seite

"Wir helfen Ihnen dabei"

"Wir verstehen, dass Sie besorgt sind."

"Lassen Sie sich Zeit"

"Wir könnten es zum Beispiel so lösen."
"Wir haben damit sehr gute Erfahrungen gemacht. " Sie
suchen nach Gewissheit.

"Sie haben heute Glück gehabt". Das hebt ihre Stimmung.

"Heute läuft es besonders gut"

"Heute sieht es besonders gut aus".

Alles, was Sie hier sagen, hilft wieder einem depressiven Patienten. Lernen Sie diese Sätze auswendig, wissen Sie, bei welchem Patienten Sie sie anwenden können, und wenden Sie sie dann an.

Aggressive Patienten.

Sie sind offensichtlich sehr wütend.

Das hat Sie sicher sehr wütend gemacht (zeigen Sie Einfühlungsvermögen, zeigen Sie, dass Sie, obwohl Sie nicht damit einverstanden sind, warum er wütend ist, zeigen müssen, dass Sie verstehen, dass er wütend ist. Sie wissen, dass er wütend ist, Sie bestätigen, dass er wütend ist, und dann erklären Sie, dass Sie nach einer Lösung suchen wollen).

Ich kann mir vorstellen, wie wütend Sie sind.

Können wir in Ruhe darüber sprechen?
Ich werde genau überprüfen, wo der Fehler aufgetreten ist.
Können Sie genau beschreiben, was Sie so wütend macht?
Wahrscheinlich wäre ich in dieser Situation auch verärgert.

Gut, dass Sie das gesagt haben.

Wir nehmen Ihre Enttäuschung sehr ernst.
Bitte sagen Sie mir, was Sie so wütend macht. (Dann können sie es erklären.)

All diese Dinge sind wichtig für die Kommunikation und für

den Verkauf. Dieses Kapitel ist in beiden Büchern enthalten.

Versuchen Sie, negative Wörter in Ihren Gesprächen zu vermeiden. Ändern Sie sie, und verwenden Sie positive oder neutrale Wörter.

Verkaufen - in **zu bekommen, zu besitzen** oder zu werden.

Unterschreiben - **bestätigen, akzeptieren** (statt hier zu unterschreiben, sagen Sie bitte hier akzeptieren, oder bestätigen Sie bitte hier).

Kosten oder Sie zahlen - Sie **investieren**. (Es legt nahe, dass dies eine weise Entscheidung ist. Es ist eine langfristige Sache, es ist gut.)

Negative Ausdrücke wie:

Das ist nicht wahr.

Sie irren sich.
Das ist nicht korrekt.
Das weiß ich besser.

Ich muss Sie hier korrigieren.
Ich kann Ihnen nicht zustimmen.

Verwenden Sie sie nicht, sondern ändern Sie sie. Positive Ausdrücke dafür wären:

Wenn man es so sieht, wie Sie, haben Sie sicher Recht. (und dann können Sie mit: "nach meinen Informationen" weitermachen... und dann vertreten Sie Ihren Standpunkt).

Interessante Meinung .... nach meinen Informationen oder nach meinem Wissen....

Wenn man es so sieht, ist es richtig.... und nach meinem Wissen, (und dann sagen Sie das Gegenteil).

Ich verstehe... und nach meinem Wissen,

So habe ich das noch nicht gesehen, meine Meinung dazu ist ... (und dann erklären Sie, wie Sie vorgehen würden).

Nach meiner langjährigen Erfahrung würde ich dies und das tun oder ich empfehle, dies und das zu tun.

Dies sind positive Äußerungen, um zu handeln oder gegen einen Patienten zu sprechen, der Ihnen falsche Dinge gesagt hat.

Fehler in der Kommunikation. Verwenden Sie diese Sätze **nicht**:

- Das müssen Sie tun.
- Sie müssen es so machen. Verwenden Sie statt dessen: Sie **könnten** es **vielleicht** so machen, oder **wir versuchen gemeinsam**, es auf diese Weise zu machen.
- Sie sollten darauf achten... sagen wir hier: es wäre gut, etwas **vorsichtiger** zu sein.
- Ich muss dies und das an Ihnen tun. Sagen Sie: **Eine Lösung** wäre, dies und das an Ihnen zu tun.
- Das ist falsch. Sagen Sie statt dessen: Wenn Sie es so machen würden, **wäre es besser** ...
- Das sieht nicht gut aus. Zum Beispiel: Oh, dieser Zahn sieht nicht gut aus. Versetzen Sie den Patienten nicht in einen Zustand, in dem er Angst hat oder sich unwohl fühlt. Verwenden Sie stattdessen einen Spiegel oder zeigen Sie ihm etwas und sagen Sie: Haben Sie das hier **bemerkt**? Das ist eine ganz andere Sache.
- Putzen Sie sich die Zähne überhaupt nicht? Sagen Sie das nicht. Sagen Sie: Hier haben Sie einige Bereiche, die **verbessert werden könnten**.

Hier sind einige wirksame Worte für die Patienteninteraktion:

Statt: Schmerz, sagen wir Unbehagen oder Beschwerden.
Anstelle von: diese Behandlung wird schmerzhaft sein, sagen Sie, dass diese Behandlung ein wenig **Unbehagen** beinhalten kann.

Statt Spritze, sagen wir Betäubung. Zu Beginn gebe ich Ihnen ein Anästhetikum oder eine **betäubende Flüssigkeit**. Dann sieht der Patient die Nadel nicht mehr in seinem Kopf. Wenn Sie Spritze sagen, sieht er die Nadel.

Sagen Sie "**entfernen**" statt "herausziehen".

Statt zu bohren, sagen Sie: **den Zahn präparieren**.

Statt Wartezimmer sagen Sie **Empfangsbereich**. Wissen Sie noch? Niemand muss warten.

Statt Komposit oder Inlay sagen wir **zahnfarbene Restauration**.

Statt Politik sagen Sie **Richtlinien**. Die Politik ist zu streng, Richtlinien sind etwas glatter.

Statt Arbeit, sagen wir **Behandlung**.

Statt zu zahlen, sagen wir, **kümmern Sie sich um** oder **investieren Sie**.

Sagen Sie statt Recall nun **Weiterbetreuung**.

Anstatt zu kaufen, sagen wir, **besitzen**, **investieren**, nutzen Sie dies aus.

Anstatt, na ja, wollen Sie es kaufen? sagen Sie: Wollen Sie damit, mit der Behandlung, weitermachen?

Anstatt die Behandlung zu kaufen sagen Sie: Wollen Sie in Ihr Lächeln investieren?

Statt Vertrag, (sie denken, dass sie ihr Leben wegunterschreiben, wenn sie das Wort Vertrag hören), sagen Sie **Zustimmung**, (der Patient denkt, ok, wir können uns auf etwas einigen).

Statt Vertrag kann man auch **Formulare** sagen, lasst uns die Formulare aus dem Weg räumen. Vereinbarung oder Formular.

Sagen Sie niemals: Wir sind besser als die Konkurrenz, machen Sie niemals den Konkurrenten schlecht. Auch wenn es eine Tatsache ist. Sie (Patienten) sollten zu ihrer eigenen Schlussfolgerung kommen, dass es wahr ist. Reden Sie nicht schlecht über die Konkurrenz. Obwohl Sie sehen, dass sie eine wirklich schlechte Arbeit in den Mund genommen haben. Das habe ich auf der zahnmedizinischen Fakultät gelernt. Bitte bedenken Sie, dass sie unsere Kollegen sind. Und da sie unsere Kollegen sind, haben sie dasselbe gelernt. Wir haben den gleichen Beruf gelernt. Sie wissen, was richtig ist.

Es gibt einen Grund, warum diese Arbeit jetzt nicht korrekt ist. Sie wissen nicht, wie es vorher war. Sie wissen nicht, unter welchen Bedingungen Ihr Kollege das zum Funktionieren bringen musste. Und Sie wissen nicht, wie es unmittelbar nach der Herstellung dieser Arbeit aussah.Wir können also nicht die Arbeit eines Kollegen im Mund beurteilen, wir können nur beurteilen, wie es jetzt ist und wie es um diesen Mund steht. Einschließlich der Arbeit des Konkurrenten, ja. Aber wie sie jetzt ist, bedeutet nicht unbedingt, dass sie schlecht gemacht wurde. Sprechen Sie nicht schlecht über andere, auch wenn Sie vielleicht zu 100 % sicher sind, dass es wegen einer schlechten Technik oder wegen eines schlechten Materials war.

Vermeiden Sie technische Wörter.

Zahn Nummer 1.7 benötigt Endo oder Zahn Nummer 3.6 benötigt Endo oder Zahn Nummer 1.6 benötigt Endo. Sagen Sie stattdessen, dass der **zweite von hinten rechts unten** eine Wurzelkanalbehandlung benötigt.

Sagen Sie statt tiefer Zahnsteinentfernung oder Parodontose-behandlung: **Zahnfleischtherapie**, bei der das Zahnfleisch betäubt und Bakterien, die sich an den Zahnwurzeln angesammelt haben, entfernt werden.

Statt Anästhetikum sagen Sie **betäubende Medikamente**. Statt Topischer Anästhesie, ein **Betäubungsgel** oder eine **Betäubungsflüssigkeit**.Statt Verbundfüllung und Komposit-füllung, sagen wir **weiße Füllung**.

Anstatt ein Produkt mit seinem Namen zu erklären, sagen Sie**, was es tut**. Beispiel: Ich werde Gluma™ auf diesen empfindlichen Bereich auftragen, sagen wir, ich werde einen flüssigen Lack gegen sensible Zähne auf diesen Bereich auftragen.

Sie mögen dies als eine zu starke Vereinfachung dessen empfinden, was wir tun, aber es gibt den Patienten einen Ort, an dem sie ihren Verständnisprozess beginnen können.

Wir können jederzeit Details hinzufügen, wenn das Verständnis der Patienten zunimmt.

<u>Überzeugungsworte.</u>

Überzeugungswörter funktionieren im Unterbewusstsein des Patienten.

Sie sagen **vorstellen** statt anbieten. Sie sagen: "Lassen Sie mich Ihnen diese neue Behandlung vorstellen, die wir hier haben". Sie löst im Unterbewusstsein eine positive Emotion aus.

Investieren statt zahlen. Sie investieren in sich selbst.

Ja. Verwenden Sie dieses Wort ab und zu. Ja, ist ein gutes Überzeugungswort. Jedes Mal, wenn wir "Ja" verwenden, löst es eine positive Emotion aus.

Schritt für Schritt. Das klingt einfacher, nicht kompliziert. Lassen Sie uns Schritt für Schritt vorgehen.

Jetzt. Jetzt schafft ein Gefühl der Dringlichkeit. Wenn Sie "Jetzt" mehrmals in der Präsentation verwenden, dann erzeugt es beim Patienten ein Gefühl der Dringlichkeit, ohne aufdringlich zu sein.

Sie verwenden ihn so oft wie möglich: Sagen Sie oft den **Namen des Patienten** oder **Sie**.

4
DIE SCHLÜSSELWÖRTER DES VERKAUFSABSCHLUSSES

In In diesem Kapitel werden wir über die Schlüsselwörter des Verkaufsabschlusses sprechen. Sie werden die Auslösewörter, die Schleifen(looping)wörter und die Abschlusswörter lernen.

Die Schlüsselwörter des Verkaufsabschlusses lassen sich in drei Gruppen einteilen.

- Auslösewörter,
- Schleifen(looping)wörter und
- Abschlussworte, was eher die Tonalität ist, die wir verwenden. Das ist wichtiger als die Worte, die wir zum Abschluss tatsächlich verwenden.

Auslösewörter sind kurze, einfache Wörter, die die Fähigkeit haben, Menschen zu beeinflussen, zu überzeugen und zu motivieren. Wir verwenden sie, um unsere Patienten dazu zu bewegen, die Kaufentscheidung zu treffen.

Schleifen(looping)wörter, beinhalten, rückwärts zu gehen, um Sie, die Behandlung oder das Team an den Patienten zu verkaufen. Wenn es einen Einwand gibt und Sie im Prozess rückwärts gehen müssen. Um diesen Übergang zurück zur Präsentation zu machen, verwenden Sie bestimmte Wörter.

Dies sind Schleifenwörter, die Ihnen die Möglichkeit geben, eine Schleife zurück zu ziehen. Sie bringen den Patienten näher an den Verkauf heran.

Abschlussworte, die mehr der Tonalität entsprechen. Je näher man dem Verkaufsabschluss kommt, desto wichtiger wird es, die richtige Tonalität zu verwenden. Das ist etwas, das psychologisch erwiesen ist.

Ich werde Ihnen nur die Schlüsselwörter nennen, die für den Abschluss psychologisch erwiesen sind.

Auslösewörter (Triggerwörter)

Triggerwörter, Wörter, die Patienten zu einer bestimmten Reaktion veranlassen. Sie sind klein und vom Patienten unbemerkt. Sie lösen Dinge in ihrem Verstand und Unterbewusstsein aus, so dass sie bewusst eine Entscheidung treffen.

Praktisch

Zum Beispiel können wir das Wort "praktisch" oder "virtuell" verwenden. Praktisch ist ein Heckenwort. Es erlaubt Ihnen, eine kühne Behauptung aufzustellen, ohne in absoluten Zahlen zu sprechen. Es schützt Sie auch in rechtlicher Hinsicht.

Lassen Sie mich Ihnen ein Beispiel nennen. Eine kühne Behauptung: Meine Patienten haben nie Probleme.

Nun, zunächst einmal würde der Patient Ihnen nicht glauben. Und zweitens ist es wahrscheinlich nicht wahr. Anstatt also zu sagen, dass meine Patienten nie Probleme haben, können Sie sagen, dass meine Patienten *praktisch* nie Probleme haben.

Sie sagen dasselbe. Aber "praktisch" macht es viel glaubwürdiger und rechtlich besser zu verteidigen. Sie haben nicht gesagt, dass sie nie Probleme haben. Sie sagten, sie haben praktisch nie Probleme. Wissen Sie, was ich meine?

Praktisch ist also ein Wort, das man einlegen kann, um kühne Behauptungen aufzustellen, ohne in absoluten Zahlen zu sprechen, aber man übermittelt die Informationen in einer Form, die so aussieht, als wäre es absolut eine Tatsache. Verwenden Sie also praktisch oder virtuell, um das Sprechen in absoluten Zahlen zu vermeiden.

Nur sehr wenige Dinge passieren immer. Eine Menge Dinge passieren praktisch immer.

Nur

Ein weiteres Auslösewort ist nur. Es ist ein Minimierungswort. Es ist ein Minimierungswort, insbesondere wenn es mit Preis, Zeit, Anzahl der Sitzungen oder Terminen in Verbindung gebracht wird. Wenn Sie um die Annahme einer Behandlung bitten und einen Geldbetrag angeben, verwenden Sie "nur". Immer!

Es kostet nur 500 Euro
klingt viel vernünftiger als
es kostet 500 Euro.

Es minimiert den Einfluss des Preises, den Einfluss der Zeit, den Einfluss der Sitzungen. Zum Beispiel: wir können all dies in nur zwei Wochen oder in nur drei Monaten oder in nur drei Sitzungen erreichen.

Es ist viel besser, das zu sagen, als zu sagen, dass wir das alles in drei Monaten schaffen können. Wenn Sie es mit "nur" sagen, dann klingt es für den Patienten viel besser.

Weil

"Weil" ist ein rechtfertigendes Wort. Es liefert einen Grund, der die Menschen dazu veranlasst, anders über das zu denken, was Sie sich wünschen.

Lassen Sie mich Ihnen ein Beispiel nennen. Es gab eine psychologische Untersuchung, bei der viele Leute an verschiedenen Orten oft das Gleiche machten, ich glaube, es war ein sehr beschäftigter Kopierer, an dem in der Universität immer eine Schlange stand.

Und jemand kommt an die Schlange und sagt zu dem Ersten in der Schlange: "Darf ich mich vordrängeln?" In nur 25% der Fälle durfte er sich vordrängeln. Nur weil er darum gebeten hatte.

Wenn er sagt: "Kann ich mich vordrängeln, weil ich in Eile bin", dann lassen plötzlich 75% diese Person einsteigen, nur weil sie in Eile war, dann gab es dafür einen Grund.

Ein anderes Mal änderten sie oft die Ursache. "weil ich muss" macht keinen Sinn, aber es war wieder (!) für 75 % der Menschen Grund genug, diese Person in die Schlange zu lassen.

Es ist also nicht wichtig, was das "weil" ist. Es ist nur wichtig, dass Sie einen Grund haben, und Sie zeigen einen Grund auf, und Sie benutzen "weil", um diesen Grund zu rechtfertigen.

Sie ändert die Meinung der Person, die die Nachricht erhält, vollständig. Verwenden Sie es, wenn Sie begründen müssen, was Sie verlangen und warum Sie es brauchen, wenn Sie den Verkauf abschließen.

Investition

Ein weiteres Auslösewort ist "Investition". Es ist ein Umrahmungswort.

Es bringt den Patienten dazu, die Kosten der Behandlung auf

eine andere Art und Weise zu betrachten.

Ihre Behandlung kostet nichts. Sie ist eine Investition. Sie verwenden also nicht "Kosten". Sie verwenden Investitionen anstelle von Kosten.

Sie kostet 500 Euro. Nein!
Es handelt sich um eine Investition von 500 Euro.

Benutzen Sie Investitionen anstelle von Kosten.

<u>Ich würde mich freuen</u>

Ein weiteres Auslösewort ist "Ich würde mich freuen". Es ist auch ein Umrahmungswort.

Sie ist mächtig für den Moment, nachdem ein Patient eine Frage gestellt hat und Sie die Antwort nicht wissen.

Anstatt zu sagen: "Ich weiß es nicht, ich muss es nachschlagen". Das würde Ihr Bild von einem Experten zerstören. Derjenige, der alles in- und auswendig weiß, dieses Bild ist das, was Sie in seinem Kopf brauchen.

Sie müssen andere Worte verwenden. Um wirklich glatt abzuschließen, sagen Sie das nicht. Verwenden Sie stattdessen

"Da bin ich mir nicht sicher. Ich würde mich freuen, für Sie zu recherchieren".

Es gibt einen Unterschied zwischen "Ich weiß es nicht" und "Ich bin mir nicht sicher". Sie behaupten, dass Sie es wissen, aber Sie sind sich einfach nicht ganz sicher.

Dies wiederum verändert das Spiel komplett. Es ist ein riesiger Rapport-Aufbauer, es ist der positive Satz in einer negativen Situation. Sie werden etwas für ihn tun, Sie recherchieren etwas für den Patienten.

Schleifen(looping)wörter

Wenn Sie sich dem Ende nähern, aber Sie sehen, dass der Patient noch nicht ganz bereit ist, müssen Sie zu Ihrer Präsentation zurückkehren, weil er mit einem Einwand oder einer Sorge aufgekommen ist.Und um das zu tun, verwenden Sie andere Worte.

Ergibt das für Sie einen Sinn?

Um ein wenig mehr über das Anliegen zu erfahren. Ihre Tonalität sollte in einem ruhigen und neugierigen Tonfall sein.

Macht die Idee für Sie Sinn? Oder
Gefällt Ihnen die Idee?

Wahre Schönheit

Ein anderes Wort ist "die wahre Schönheit".

Sehen Sie, die wahre Schönheit des Lächelns besteht darin, dass es perfekt zu Ihrem Gesicht, Ihren Lippen und Ihrem allgemeinen Aussehen passt.

Die wahre Schönheit der Behandlung ist, dass ....

Sie können auch die Schmerzpunkte verwenden, die Sie beim Stellen von Fragen gefunden haben. Stellen Sie sich vor, er mag einen seiner Zähne nicht.

Dann zielen Sie darauf, indem Sie sagen: Die wahre Schönheit dieser Behandlung besteht darin, dass sie kleine Zähne perfekt oder in perfekter Weise wiederherstellt.

Der Patient wird denken: "Oh, das ist genau das, was ich brauche."

Die wahre Schönheit ist...und dann sagen Sie, wie die Behandlung diese Probleme löst. Die Probleme, die Sie herausgefunden haben, als Sie gefragt haben.

Was mein Team betrifft

Was mein Team betrifft, ist ein weiteres Loopingwort oder Loopingsatz. Es ist ein nützlicher Übergang vom Verkauf Ihrer Person zum Verkauf Ihres Teams.

Ich bin stolz darauf, dies und das zu tun, und was mein Team betrifft, so bin ich stolz darauf, dass sie dies und dies und das tun.

Was mein Team betrifft... und dann positive Dinge nutzen wie

- ihre Ausbildung,
- den Kundendienst, den sie bieten,
- die Begeisterung, die sie haben,
- das Einfühlungsvermögen, das sie gegenüber dem Patienten zeigen,
- die Leidenschaft,
- die hervorragende Leistung, die sie erbringen.

Der Patient muss von Ihnen, der Behandlung und dem Team überzeugt werden. Wenn er von all diesen Dingen überzeugt ist, dann ist der Abschluss einfach.

Wir können klein anfangen

Noch ein Loopingwort, wir können klein anfangen. Dies ist ein Muster zur Minimierung der Ängste des Patienten, bedeutet aber nicht, den Preis zu senken.

Sie halten den Preis, aber Sie fangen klein an. In der Vorstellung des Patienten ist das Risiko für ihn geringer.

Wir beginnen mit einem Bleaching, sehen, wie es funktioniert, und gehen dann zu den Veneers über.

Bitte interpretieren Sie meine Begeisterung nicht als Druck

Ein weiteres Loopingwort oder -satz ist "bitte interpretieren Sie meine Begeisterung nicht als Druck". Wenn Sie das Gefühl haben, dass sich der Patient unter Druck gesetzt fühlt, respektiert er es, wenn Sie diesen Satz sagen.Jetzt dreht sich plötzlich dieses negative Gefühl, das er hat, weil er sich von Ihnen unter Druck gesetzt fühlt, eine Entscheidung zu treffen, um, und er ist entspannter, er respektiert das.

Andernfalls könnte er sich immer noch gedrängt fühlen. Verwenden Sie diesen Satz, wenn Sie sehen, dass sich der Patient unter Druck gesetzt fühlt.

Ich sehe/höre/fühle, was Sie sagen

Ein weiterer Loopingsatz ist "Ich sehe/höre/fühle, was Sie sagen".

Sagen Sie nicht "Ich verstehe", denn wenn es ein Einwand ist, wollen Sie dem Patienten den Eindruck vermitteln, dass Sie verstehen, ohne tatsächlich zu sagen, dass Sie verstehen. Denn in Wirklichkeit verstehen Sie nicht, warum er nicht kaufen will, verstehen Sie, was ich meine? Erinnern Sie sich? Sie sind absolut davon überzeugt, dass es das Beste wäre, was dem Patienten passieren kann. Sie sollten also nicht verstehen, warum er diesen Einwand erhebt.

Aber man kann fühlen, man kann hören, man kann sehen, was er sagt.

Sie zeigen Fürsorge und Einfühlungsvermögen. Und dann kehren Sie zur Präsentation zurück und beginnen, sich, Ihr Team und Ihre Behandlung oder eines der drei Dinge wieder zu puschen, wenn Sie das Gefühl haben, dass der Einwand auf eines der drei Dinge abzielt, entweder auf Sie, Ihr Team oder die Behandlung.

Abschlussworte

Wählen Sie zum Verkaufsabschluss die Wörter oder Variationen, die zu Ihrem Stil passen. Sie müssen sich wohl fühlen.

<u>Glauben Sie mir - Stil.</u>

Ich persönlich glaube nicht viel an den Glauben Sie mir - Stil. Aber

Glauben Sie mir,oder

vertrauen Sie mir,

wenn Ihr Lächeln nur halb so schön wird wie das der anderen

Patienten, werden Sie sehr, sehr beeindruckt sein.

Dies ist ein Weg. Ich glaube nicht, dass die Menschen jemandem nur deshalb vertrauen, weil dieser Jemand sagt: "Vertrau mir".

Offensichtlich ist es psychologisch gesehen ein Schlüsselwort. Und es gibt eine Menge Leute oder eine Menge Zahnärzte, die diesen Stil verwenden, und sie haben damit gute Ergebnisse. Und dann fahren Sie fort:

Alles, worum ich Sie bitte, ist, dass Sie mich, nachdem Ihr Lächeln schön ist, an eine Menge Leute weiterempfehlen. Klingt das fair genug?

Was Sie hier tun, ist, dass Sie dem Patienten sagen, er soll Ihnen vertrauen, es wird wirklich großartig werden, und weil Sie sich so sicher sind, dass es so großartig wird, wollen Sie von ihm empfohlen werden.

Sie sind also sicher, dass es großartig sein wird, was diesem Patienten Sicherheit gibt. Und im Gegenzug wollen Sie Empfehlungen von diesem Patienten, eine Menge Empfehlungen, und Sie fragen, ob das fair genug sei.

Jetzt konzentrieren Sie den Patienten nicht mehr auf den Verkaufsabschluss der Behandlung. Sie konzentrieren den Patienten darauf, ob das fair ist, ob er Sie an einen Patienten empfielt, nachdem Sie das Lächeln schön gemacht haben.

In Wirklichkeit haben Sie den Schritt der Entscheidung, ob er die Behandlung durchführt oder nicht, überwunden.

Anzufangen ist sehr einfach

Ein weiteres Abschlusswort oder -satz "Anzufangen ist sehr einfach". Es ist ein ausgezeichneter Soft- oder Probeabschluss. Es suggeriert dem Patienten, dass er nicht wirklich die ganze Behandlung macht, wir fangen gerade erst an, und das ist einfach.

In Wirklichkeit werden Sie, wenn Sie anfangen, die gesamte Behandlung durchführen, aber der Patient wird darauf hingewiesen, dass es sich nur um einen Versuch handelt. Es fühlt sich nur wie ein Versuch an, aber in Wirklichkeit ist es der Abschluss der ganzen Behandlung.

Anzufangen ist sehr einfach. Wir machen jetzt nur ein paar Bilder von Ihrem Lächeln und einen Abdruck von Ihrem Kiefer. Und wir sind schon fertig.

Sehr einfach. Wir machen A, B und dann C.

Ihre Ehefrau/Ihr Ehemann

Abschlussworte mir Ihre Frau oder Ihr Mann.

Ihre Frau oder Ihr Mann wird Sie küssen, wenn Sie durch die Tür gehen.

Ihre Frau oder Ihr Mann wird sich freuen, wenn er oder sie Ihr Lächeln sieht.

Es bearbeitet die Angst, dass geliebte Menschen die Kaufentscheidung missbilligen werden. Die meisten Patienten haben Angst davor, eine schlechte Entscheidung zu treffen. Und sie haben mehr Angst davor, was ihr Partner oder ein geliebter Familienangehöriger sagen wird.

Hier arbeiten Sie an dieser Angst, die sie tief in sich tragen. Und Sie geben ihnen die Gewissheit eines guten Ergebnisses.

Variation des Glauben Sie mir - Stils

Eine Variante des Glauben Sie mir - Stils ist, Ich werde hiermit nicht reich. Sie unterstellen eine kleine Marge, aber eine langfristige Beziehung und das Erhalten von Empfehlungen. Sie fangen an:

Ich werde hiermit nicht reich,
aber ich weiß, dass Ihr Lächeln wirklich gut aussehen wird.
Und Sie werden mich an eine Menge Leute empfehlen

und so wächst mein Geschäft.
Klingt fair genug?

Das Ende ist wie der "Glauben Sie mir Stil", und es funktioniert durch den Aufbau von Gewissheit. Sie sind so sicher, dass es wirklich gut sein wird, dass Sie ihn später um Empfehlungen bitten werden. Und das gibt ihm auch Gewissheit über das Ergebnis.

5
WARUM FRAGEN STELLEN BEIM VERKAUFEN WICHTIG IST

In diesem Kapitel werden wir darüber sprechen, warum das Stellen von Fragen beim Verkaufen wichtig ist. Sie werden erfahren, warum wir einige Fragen stellen müssen, was das Ziel dieser Fragen ist und was wir herausfinden müssen.

Das Stellen von Fragen ist Teil eines eigenen Buches über Patientenkommunikation. In diesem Buch geht es um Verkaufen, und Sie sollten beim Verkaufen so viele Fragen wie möglich stellen.

Fragen fesseln den Geist des Patienten. Sie haben die Kontrolle über ein Gespräch, wenn Sie Fragen stellen. Mit den Fragen, die Sie stellen, können Sie seinen Verstand in eine bestimmte Richtung lenken.

Fragen helfen auch, die Bedürfnisse des Patienten zu erkennen. Sie helfen, Informationen zu sammeln, die Sie später im Verkaufsgespräch verwenden können, wenn Sie den Wert Ihrer Behandlung aufzeigen wollen. Der Wert der Behandlung ist für den Patienten höher, wenn sie genau seinen Bedürfnissen entspricht. Damit Sie zeigen können, dass die Behandlung die Bedürfnisse des Patienten befriedigt oder ihnen entspricht, müssen Sie sie herausfinden. Sie müssen den Patienten bitten, Ihnen seine Bedürfnisse zu erklären.

Sie müssen Fragen stellen. Welche Fragen müssen Sie stellen und wie sollten Sie Fragen stellen? Das ist eine andere Geschichte, ein ganz anderes Buch. Aber zumindest werde ich Ihnen hier in diesem Buch einige Beispielfragen geben, damit Sie zumindest etwas bei der Informationsbeschaffung tun können. Das ist nicht schwierig.

Sie müssen verstehen, wir brauchen diese Fragen, um zu sehen, was die Bedürfnisse der Patienten sind. Und wir verwenden diese Informationen später, wenn wir unsere Lösung präsentieren wollen. Es hilft uns zu zeigen, dass diese Lösung genau für ihn oder sie ist. Das erhöht den Wert Ihrer Lösung sehr, denn wenn sie für ihn nutzlos ist, ist der Wert gleich Null.

Verwechseln Sie nicht Wert und Kosten. Die Kosten sind ein Preis, den Sie auf die Behandlung setzen, der Wert für einen Patienten kann höher als die Kosten oder niedriger als die Kosten sein. Wenn er niedriger als die Kosten ist, wird der Patient die Behandlung nicht kaufen. Wenn der Wert für den Patienten höher ist als die Kosten, wird er sie kaufen.

Sie müssen den Wert Ihrer Behandlung in den Augen des Patienten erhöhen. Dazu benötigen Sie die Information, was er braucht.

Einer der Verkaufsfehler ist, dass Sie während der Präsentation zu viel reden. Sie müssen Ihr Reden reduzieren. Ich wiederhole das immer und immer wieder. Sie sollten 20 % des Sprechens übernehmen und 80 % sollte der Patient übernehmen. Sie sollten 80% der Zeit zuhören.

Die moisten Zahnärzte reden zu viel über die Merkmale und Vorteile der Behandlung, aber was Sie wirklich tun sollten, ist herauszufinden, was der Patient braucht, was seine Schmerz-punkte sind.

Man verkauft nicht mit dem Mund, indem man spricht. Man verkauft mit den Ohren, indem man zuhört. Das ist eine Grundregel des Verkaufens.

Konzentrieren Sie sich auf das, was Sie über Ihren Patienten wissen. Und wenn Sie nichts wissen, finden Sie so viel heraus, wie Sie können. Und wie? Mit Fragen.

Finden Sie es heraus:

Seine Bedürfnisse.

Seine Schmerzpunkte.

Keine echten Schmerzen. Es ist mehr: Was will er loswerden? Die Motivation ist viel höher, vor schlechten Dingen wegzulaufen, als auf gute Dinge zuzulaufen. Ein Patient wird eher Veneers anfertigen lassen, weil er wirklich schlecht aussehende Zähne hat, als weil er sich ein schönes Lächeln wünscht.

Sie verstehen den Unterschied? In diesem Fall ist sein Schmerzpunkt: Ich habe wirklich hässliche Zähne. Und das motiviert ihn viel mehr, etwas dagegen zu unternehmen, als die Tatsache, dass er ein schönes Lächeln bekommen kann. Das ist etwas, was die Patienten nicht so sehr schätzen. Sie schätzen es viel mehr, ihre Schmerzpunkte loszuwerden.

Sein Warum.

Warum tut er etwas? Warum will er etwas dagegen unternehmen? Vielleicht will er sein Lächeln verändern. Und Sie denken, es liegt an seinen großen Eckzähnen. Und das ist es nicht. Nur weil *Sie* das denken, ist es nicht unbedingt der wahre Grund. Das macht es noch lange nicht wahr.

Man muss zuhören und verstehen, warum der Patient das Lächeln verändern möchte. Vielleicht liebt er genau diese langen Eckzähne. Und er möchte sie behalten. In das neue Lächeln sollten sie mit einbezogen werden.

Aber nehmen wir an, er will etwas anderes ändern, was Ihnen vielleicht nicht so wichtig erscheint, aber für ihn ist es das Wichtigste auf der Welt. Sie müssen diesen Schmerzpunkt nehmen und mit Ihrer Lösung auf diesen Schmerzpunkt eingehen. Sie sagen, dass diese Veneers dies und das (die Schmerzpunkte dieses Patienten) verschwinden lassen und wir Ihre langen Eckzähne behalten werden.

Um dies erklären zu können, muss man seine Bedürfnisse, seine Schmerzpunkte und sein Warum herausfinden.

Warum will er etwas dagegen unternehmen? Vielleicht ist es nicht dasselbe, was Sie in diesem Moment denken.

Und natürlich müssen Sie herausfinden, ob er in der Lage und **qualifiziert ist, zu zahlen**. Wenn er nicht zahlen kann, macht es keinen Sinn, die Behandlung durchzuführen. Wenn er nicht sofort zahlen kann, müssen Sie nach finanziellen Lösungen suchen. Zum Beispiel eine Anzahlung und dann eine monatliche Zahlung oder etwas in der Art. Oder finanzielle Lösungen von Dritten.

Und finden Sie heraus, ob er irgendeine Art von **Dringlichkeit** hat.

All diese Dinge muss man mit den Fragen herausfinden. Und man muss zuhören, Papier und Stift benutzen und es aufschreiben.

Sie tun das, weil Sie später, wenn Sie Ihre Lösung präsentieren, genau diese Worte verwenden wollen. Sie möchten genau die Wörter **wiedergeben,** die der Patient verwendet hat, wenn Sie den Verkaufsabschluss tätigen wollen.

Wenn er die gleichen Worte hört, die er benutzt hat, fühlt er sich zutiefst verstanden. Sie haben ihn vollständig verstanden. Nicht irgendein anderer Zahnarzt, sondern Sie! Sie sind der erste, der wirklich verstanden hat, warum er das tut.

Und Sie sind derjenige, der ihm die richtige Lösung geben

wird. Das ist das Gefühl des Patienten. Verwenden Sie die gleichen Worte. Ganz genau. Deshalb wollen Sie mit Papier und Stift aufschreiben, was er sagt.

Übrigens zeigt dies auch dem Patienten, dass Sie zuhören und in ihn konzentriert sind. Es kann nicht sein, dass Sie etwas aufschreiben und über etwas anderes nachdenken. Dafür ist unser Gehirn nicht programmiert. Das heisst, Sie konzentrieren sich wirklich auf die Worte des Patienten.

Ist es besser, einen Stift und Papier zu benutzen oder stattdessen einen Computer? Tippen ist für die meisten Patienten irritierend, also schreiben Sie es auf, Stift und Papier, Bleistift und Papier, aber schreiben Sie es auf. Und verwenden Sie es dann später in Ihrer Präsentation und Ihrem Verkaufsabschluss. Verwenden Sie seine Worte, um zu zeigen, dass Ihre Behandlung die richtige und beste für diesen Patienten ist. Denn sie entspricht genau den Worten, die er gesagt hat.

Wenn Sie nicht wissen, wie Sie die Fragen stellen oder wie Sie die Fragen fortsetzen sollen, könnte es Ihnen helfen, zu wissen, dass neue Fragen von dem kommen, was der Patient Ihnen sagt.

Er sagt Ihnen etwas, und dann machen Sie von dort aus weiter. Sie sagen einfach:

Erzählen Sie mir mehr darüber.

Wenn Sie nicht verstanden haben, was er meinte, wenn Sie glauben, dass hinter dem, was er gerade gesagt hat, noch etwas anderes steckt, sagen Sie es:

- Erzählen Sie mir mehr darüber.
- Oh, interessant. Erzählen Sie mir mehr darüber.
- Ich verstehe. Erzählen Sie mir mehr darüber.

Und so weiter.

Wenn Sie nicht wissen, was Sie fragen sollen, ist das eine gute Frage, damit der Patient weiterredet und Ihnen alles sagt, was Sie wissen müssen.

Denken Sie daran, dass Sie alle Bedürfnisse, die Schmerzpunkte, sein Warum, die Dringlichkeit, die Zahlungsfähigkeit und so weiter herausfinden müssen.

6
WARUM DIE ART UND WEISE, WIE SIE KOMMUNIZIEREN SO WICHTIG IST

In diesem Kapitel geht es darum, warum die Art und Weise, wie Sie kommunizieren, für Ihre Praxis so wichtig ist.

Sie erfahren, welche Zahlen und Daten Sie in der Praxis nachverfolgen und prüfen müssen. Und Sie lernen den Unterschied für die Praxis zwischen durchschnittlichen und guten Kommunikationsfähigkeiten kennen.

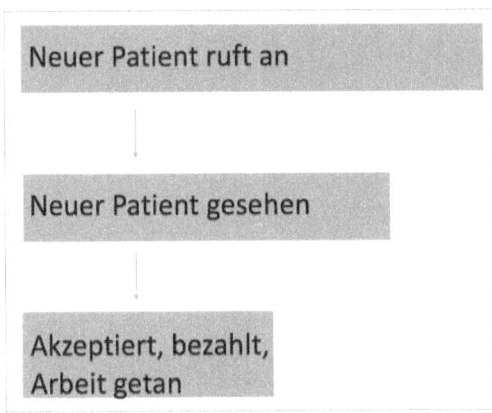

Was Sie auf dem Bild sehen, ist der Verkaufstrichter (sales funnel) Ihrer Praxis. Und genau diesen müssen Sie verfolgen und überprüfen.

Das bedeutet, dass Sie die Zahlen genau kennen müssen. Sie müssen die Anzahl der neuen Patienten kennen, die die Praxis anrufen oder auf verschiedene Arten kontaktieren. Zum Beispiel per E-Mail, Website-Chats, WhatsApp, über Ihre Sozialen Medien oder indem Sie einfach in die Praxis kommen und eine Frage stellen. Patienten, die Ihre Praxis aufgrund von Mundpropaganda oder aufgrund Ihrer Werbung, Ihres Marketings, Ihres Online- oder Offline-Marketings kontaktieren.

Personen, die sich an Ihre Praxis wenden, um Informationen zu erhalten, dann müssen Sie, abgesehen von dieser Nummer, wissen, wie viele dieser Personen Sie tatsächlich in Ihrer Praxis gesehen haben.

Das bedeutet, wie viele dieser neuen Patientenkontakte in neue Patienten umgewandelt werden, die in Ihrer Praxis gesehen werden.

Und das hängt ganz von den Kommunikationsfähigkeiten Ihres Front Office (Rezeption) ab, von deren Telefon- und Kommunikationsfähigkeiten. Ich möchte, dass Sie verstehen, dass es auch äußerst wichtig ist, dass Sie das aktiv anpacken und sie darin schulen, Kontakte sehr effizient in tatsächliche Termine umzuwandeln.

Und dann, von diesen neuen Patienten, die Sie sehen, wie viele von diesen neuen Patienten machen wirklich die Behandlung bei Ihnen?

Das sind Patienten, die ja zu Ihren Behandlungsoptionen sagen, die bezahlt haben, und die Arbeit ist getan. Wie lautet die Zahl?

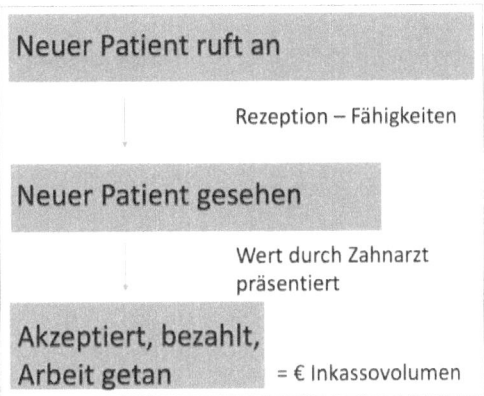

Im Sales Funnel messen Sie, wie viele Sie in jedem Schritt konvertieren. Sie müssen all diese Zahlen kennen. Wenn Sie diese Daten haben, wissen Sie, was und wo Sie etwas verbessern können.

Dieser letzte Schritt hängt vollständig von Ihren Kommunikationsfähigkeiten ab. Die Kommunikations-fähigkeiten des Zahnarztes oder der Dentalhygienikerin. Lassen Sie mich Ihnen ein Beispiel geben: Wenn Sie von den neuen Patientenkontakten, das sind 100% an der Zahl, z.B. 100 Personen kontaktiert werden.

Nehmen wir an, dass das Front Office von diesen 100 Personen, die Sie wegen Informationen kontaktieren, 70% konvertiert. Das Front-Office kann in der Regel nicht 100% dieser Personen umwandeln, da einige Leute anrufen und nach Preisen fragen und diese Preise höher sind als die anderer Zahnarztpraxen und sie deshalb in die anderen Zahnarztpraxen gehen. Sie sind Shopper, die NUR über den Preis kaufen. Stellen Sie sich vor, das Front-Office konvertiert also 70% von den Erstkontakten.

Und von diesen 70 %, die für eine Zahnarztpraxis keine schlechte Zahl sind, verwandelt der Zahnarzt 70% in Patienten, die das Angebot akzeptieren, um. In Patienten, die bezahlen, und die Arbeit getan ist.

Dann lassen Sie mich Ihnen die Situation ein wenig erläutern. Stellen Sie sich vor, die neuen Patientenkontakte sind 100 Personen, die Kontakt aufnehmen. So ist die Berechnung sehr einfach.

Stellen Sie sich weiter vor, der durchschnittliche Betrag, den ein neuer Patient in Ihrer Praxis ausgibt, beträgt 1000 Euro (auf mittlere Sicht). Das ist nur, damit Sie die Berechnung und die Zahlen, die dabei herauskommen, verstehen. Bei diesen Zahlen sind 100.000 oder 1000 im Moment nicht wichtig. Wichtig ist aber, dass Sie den Unterschied der Zahlen sehen, die am Ende für Sie herauskommen, wenn Sie zwei verschiedene Kommunikationsfähigkeiten oder -niveaus vergleichen.

Stellen Sie sich vor, diese 100 Leute rufen in einem bestimmten Zeitraum an, einem Zeitraum von einem Monat, zwei Monaten, drei Monaten, es hängt von der Praxis ab, was sie dann produzieren würden, wenn sie alle in die Praxis kämen und sie alle 1000 Euro ausgeben würden, das wäre eine Produktion von 100.000 Euro für Ihre Praxis.

Nun wurden in unserer Berechnung aus diesen Personen 70% in echte Patienten umgewandelt, die in die Praxis kommen und sich auf Ihren Stuhl setzen. Wenn sie 1000 Euro ausgeben würden, könnten Sie 70.000 Euro mit diesen Patienten machen.

Es hängt von Ihren Kommunikationsfähigkeiten ab, wie viele dieser Patienten Sie in Patienten verwandeln, die die Behandlung akzeptieren und die die Behandlung mit Ihnen durchführen und bezahlen.

Wir haben in unserem Beispiel gesagt, dass Sie 70 % dieser Patienten umwandeln, jetzt wären 70 % von 70.000 = 49.000.

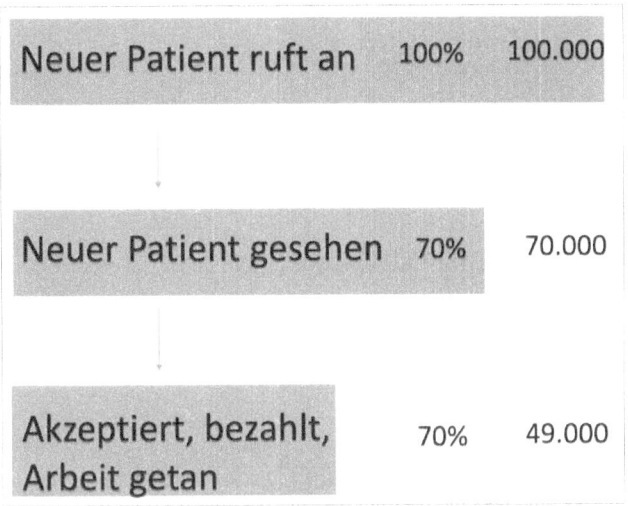

Von 100.000 möglichen Euro an Einkommen machen Sie also nur 49.000 Euro an Einkommen.

Nun stellen Sie sich vor, Sie können das Niveau Ihrer Kommunikation erhöhen. Als Folge davon ist also auch das Niveau der Konversion höher.

Stellen Sie sich vor, dass von diesen 100% neuer Patienten, die Sie kontaktieren, das Front Office 90% zu Patienten macht, die wirklich in die Praxis kommen und sich auf Ihren Stuhl setzen. 90%.

Und Sie, mit Ihrem hohen Maß an Kommunikationsfähigkeit mit einem Plan im Hinterkopf, wie man mit den Patienten spricht, wandeln 90% der Patienten, die sich hinsetzen, in Patienten um, die ja sagen, und die Arbeit ist getan und bezahlt.

Das bedeutet, dass von 100.000 Euro an möglichen Einnahmen und von allen neuen Patienten, die Ihre Praxis kontaktiert haben, 90.000 Euro an möglichen Einnahmen auf Ihrem Stuhl Platz nehmen, weil es 90% dieser Kontakte sind, weil Ihr Front Office 90% umgewandelt hat.

Und jetzt wandeln Sie 90 % davon in Patienten um, in Patienten, die ja sagen, bezahlen, und Sie machen die Arbeit.

Am Ende verdienen Sie also 81.000 Euro im gleichen Zeitraum, die gleichen Leute haben sich mit Ihrer Praxis in Verbindung gesetzt.

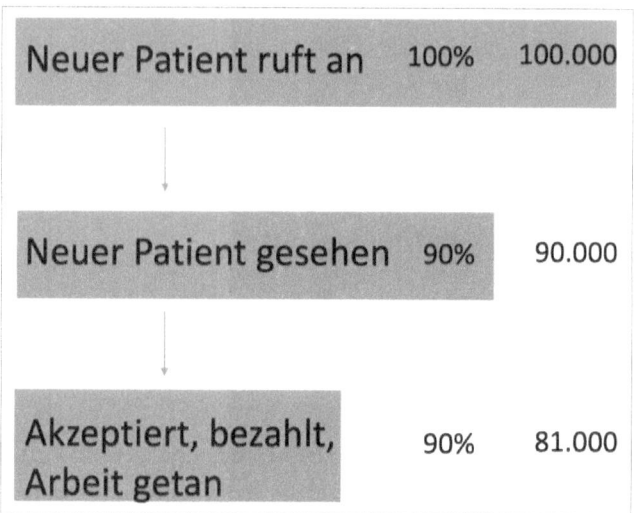

Nun werden diese beiden Stufen der Konvertierung jedes Mal verglichen: 70% oder 90%. Das bedeutet eine Erhöhung von 49.000 Euro auf 81.000 Euro.

Auch wenn wir nur von 49 Euro und 81 Euro sprechen würden, nicht von Tausenden, ist das immer eine Steigerung von 60%, obwohl Sie jeden Schritt nur um 20% (70% bis 90%) erhöht haben.

Es ist äußerst wichtig, sehr gute Kommunikationsfähigkeiten zu haben, um eine erfolgreiche Zahnarztpraxis zu führen.

DIE KAUFGEWOHNHEITEN

7

5 GRÜNDE WARUM PATIENTEN IHRE BEHANDLUNGEN NICHT KAUFEN

In diesem Kapitel geht es um fünf Gründe, warum Patienten Ihre Behandlungen nicht kaufen und wie Sie auf diese Situationen reagieren und wie Sie Ihre Fallakzeptanz erfolgreicher gestalten können.

<u>Grund Nummer eins.</u>

Kein Bedarf oder geringer Bedarf zu diesem Zeitpunkt.

Sie sollten ihnen erklären, warum ihre Gesundheit die Behandlung benötigt, wenn sie die Notwendigkeit nicht sehen. Sie müssen sie dazu bringen, diesen Bedarf zu erkennen.

Wenn Sie dabei scheitern, dann ist es besser, Zeit zu sparen und es vielleicht zu einem späteren Zeitpunkt wieder zu versuchen. In diesem Fall sollten Sie in einem halben Jahr oder in einem Jahr nachfassen.

Aber die Hauptsache ist, dass sie die Notwendigkeit dieser Behandlung erkennen und sehen müssen.

<u>Grund Nummer zwei.</u>

Es besteht keine Dringlichkeit. Verzögerung tötet den Verkauf! Wenn sie mit "Vielleicht in einem Monat, in zwei Monaten, vielleicht später werde ich diese Behandlung durchführen lassen" kommen, bedeutet das, dass es nicht passieren wird.

Entweder ist es jetzt oder es wird nicht geschehen. Zeigen Sie, warum es jetzt getan werden sollte. Vielleicht denken Sie sich ein exklusives Angebot aus, ein Angebot, das Sie nur jetzt in diesem Moment machen, nicht später. Und deshalb sollten die Patienten es jetzt sofort tun.

Sie haben zum Beispiel 10 Bleaching-Kits zu einem sehr, sehr guten Preis gekauft. Und Sie sagen dem Patienten: "Hören Sie, ich habe 10 Bleaching-Sets zu einem wirklich guten Preis gekauft. Und ich kann sofort ein gutes Angebot für das Bleichen machen, weil es nur eine begrenzte Menge von 10 Stück gibt. Und Sie können eines davon zu einem Sonderpreis bekommen", zum Beispiel.

Auf diese Weise schaffen Sie Dringlichkeit. Es gibt Wege, Dringlichkeit zu erzeugen. Versuchen Sie, ihnen einen Anstoß zu geben. Es ist, als gäbe man ihnen einen kleinen Grund, warum sie es jetzt gleich tun sollten.

Also, Grund Nummer zwei war keine Dringlichkeit, Sie müssen die Dringlichkeit durch exklusive Angebote oder begrenzte Mengen schaffen. Das ist Dringlichkeit.

<u>Grund Nummer drei.</u>

Kein Verlangen oder Wunsch. Die Menschen kaufen normalerweise nicht, was sie brauchen oder was "das Richtige zu tun" ist. Vielleicht sind *Sie* überzeugt, dass der Patient die Behandlung braucht, zum Beispiel eine Parodontalbehandlung, aber der Patient ist nicht überzeugt. Er sieht nicht die Notwendigkeit, oder wenn er die Notwendigkeit sieht, will er sie nicht.

Die Menschen wollen nicht immer das, was sie brauchen. Sie kaufen, was sie wollen! Sie wollen zum Beispiel die neue Michael Kors™-Tasche oder Schuhe oder einen Urlaub.

Brauchen sie diese Tasche wirklich? Diese Schuhe, diesen Urlaub? Nein, das brauchen sie nicht. Sie brauchen vielleicht viel, viel mehr eine Parodontalbehandlung oder ein Implantat oder was immer Sie vorschlagen. Aber das wollen sie nicht.

Sie wollen diesen Urlaub. Sie wollen diese Michael-Kors™-Tasche. Wir brauchen eigentlich nicht viele Dinge, aber wir wollen sie. Wir haben den Wunsch.

Hier ist eine Möglichkeit, den Wunsch zu wecken. Zum Beispiel mit einem unwiderstehlichen Angebot. Oder Sie heben die vorhandenen Wünsche hervor, die die Patienten bereits haben, und verbinden sie mit der Behandlung.

Zum Beispiel Veneers. Veneers können die soziale Akzeptanz dieser Person erheblich verbessern. Sie wirken liebenswerter und sympathischer.

Die Menschen wollen liebenswert sein.

Die Menschen wollen attraktiv sein.

Die Menschen wollen Selbstvertrauen haben.

Die Menschen wollen gesellschaftlich akzeptiert werden.

Sie müssen Ihre Behandlung auf diesen Wunsch beziehen. Wie zum Beispiel ein fehlender Zahn Sie nicht sehr attraktiv macht, Sie nicht selbstbewusst lächeln lässt. Deshalb brauchen Sie ein Implantat.

Sehen Sie den Unterschied? Sie brauchen kein Implantat. Sie wollen gesellschaftlich akzeptiert werden. Sie wollen attraktiv sein. Sie wollen selbstbewusst sein.

Darauf müssen Sie in Ihrer Argumentation abzielen. Nicht, dass sie ein Implantat brauchen. Das ist etwas, was sie nicht wollen, aber sie wollen gesellschaftlich akzeptiert werden. Sie wollen attraktiv sein und sie wollen selbstbewusst sein.

Grund Nummer vier.

Kein Geld. Sie haben das Geld nicht. Sie haben kein Budget, aber wer hat ein jährlich geplantes Budget für Zahnmedizin? Die Leute haben normalerweise ein Budget für einen Urlaub, sie haben ein Budget für Weihnachtsgeschenke. Wir haben ein Budget für unser Auto und so weiter.Aber wer hat ein Budget für Zahnmedizin? Wer hat Geld für die Zahnmedizin reserviert? Buchstäblich niemand.

Sie haben also kein Budget. Was ist daran neu? Sie haben das Geld nicht zur Verfügung. Das bedeutet in der Regel, dass sie den Wert Ihrer Behandlung nicht erkennen.

Sie sehen nicht ein, warum das so viel kostet. Wenn sie den Wert nicht sehen, haben wir den Nutzen der Behandlung nicht so dargestellt, dass der Wert höher ist als der Preis. Ein hoher Wert ist genau das, was ich vorhin angesprochen habe. Wertvoll für die Patienten bedeutet soziale Akzeptanz, es bedeutet, attraktiv zu sein, es bedeutet, selbstbewusst zu sein.

Das hat einen hohen Wert für den Patienten.

Je höher der Wert, desto weniger ist der Preis wichtig. Wenn Sie beim Patienten das Bild erzeugen können, dass die Behandlung für ihn einen hohen Wert hat, dann ist der Preis nicht so wichtig. Die Patienten werden das Geld finden, um dafür zu bezahlen.

Und wenn sie das Geld nicht finden, warum stellen Sie nicht einige Finanzierungsmöglichkeiten zusammen? Sprechen Sie mit Ihrer Bank, ob sie Behandlungen für Ihre Patienten finanzieren kann. Sprechen Sie mit Dritten, die Finanzdienstleistungen anbieten, um Ihnen verschiedene Optionen anzubieten.

Grund Nummer fünf.

Kein Vertrauen. Sie vertrauen Ihnen einfach nicht. Geben Sie ihnen mehr soziale Beweise. Wie Patientenaussagen, wie vorher und nachher Bilder. Haben Sie Ihre eigenen Fälle? Zeigen Sie sie, und erzählen Sie Geschichten über die Patienten.

"Dieser Patient war genau wie Sie. Und hier ist, wie er oder sie nach der Behandlung aussah. Sehen Sie, wie selbstbewusst sie lächelt? Sehen Sie, wie schön sie ist."

Attraktivität, Vertrauen, gesellschaftliche Akzeptanz, sozialer Beweis.

Erzählen Sie ihnen Ihren Hintergrund, stellen Sie sicher, dass sie Bescheid wissen.

Ich habe dieses Postgraduiertenprogramm gemacht,

Ich habe meinen Abschluss an dieser Universität gemacht,

Ich habe so viele Jahre Erfahrung mit all diesen Dingen.

Sie müssen Ihre Patienten wissen lassen. Aber wie macht man sie darauf aufmerksam? Indem Sie ihnen sagen, warum Sie sie behandeln, indem Sie Ihre Prophylaxehelferin dazu bringen, ihnen zu sagen, warum sie die Reinigung durchführt.

Das gibt den Patienten mehr Gründe, Ihnen zu vertrauen.

Manchmal zweifeln die Patienten auch an sich selbst und nicht an Ihnen. Das bedeutet, dass sie denken, dass es für sie nicht funktionieren wird. Es sei eine Geldverschwendung. Zum Beispiel die letzte Brücke, die bei ihnen gescheitert ist, warum sollte es bei Ihnen anders sein, dafür müssen Sie ihnen zum Beispiel Gründe nennen: "Wir verwenden Zirkonium, diese Art von Brücken sind sehr neu und sie versagen nicht wie die, die Ihnen beim letzten Mal eingesetzt wurden". "In Ihrem Fall ist dies die richtige Entscheidung", oder: "in diesem Fall nehmen wir einen weiteren Pfeiler, binden einen weiteren Zahn ein, um das Ganze stabiler zu machen". Dies ist ein Grund.

Die andere Sache ist, dass Sie ihnen sagen, dass Sie sie in ein Hygieneprogramm aufnehmen, um den Erfolg langfristig zu steigern. Man lässt sie nicht allein. "Sobald wir diese Brücke machen, sobald wir diese Behandlung durchführen, kommen Sie in unser Rückruf-Hygieneprogramm. Sie kommen alle sechs Monate, wir kontrollieren, wir pflegen, so dass wir dies langfristig zu einem Erfolg machen. Diese Behandlung sollte auf lange Sicht ein Erfolg sein. Sie werden nicht allein gelassen. Wir sind hier, um diese Behandlung aufrechtzuerhalten."

Dies ist die Art von Nachricht, die Sie dem Patienten übermitteln sollten. Das ist etwas, das Sie ihnen sagen müssen. Und denken Sie daran:

Kein Bedarf, kein Verkauf.
Keine Dringlichkeit, kein Verkauf.

Kein Verlangen oder Wunsch, kein Verkauf.
Kein Geld, kein Verkauf, und
kein Vertrauen, kein Verkauf.

8
3 GRÜNDE, WARUM PATIENTEN IHRE BEHANDLUNGEN KAUFEN

In diesem Kapitel möchte ich mit Ihnen über drei Gründe sprechen, warum Patienten Ihre Behandlungen kaufen.

Wenn Sie diese drei Gründe kennen, können Sie darauf eingehen. Sie werben für diese drei Gründe und bringen die Menschen dazu, mehr "Ja" zu Ihren Behandlungsangeboten zu sagen.

<u>Grund Nummer eins.</u>

Patienten kaufen aufgrund von Emotionen, und dann rechtfertigen sie es mit Logik.

Sie kaufen nicht basierend auf Logik, sondern wegen der Emotionen. Es fühlt sich gut an, es fühlt sich richtig an. Ich kaufe es! Und dann müssen sie sich für diese emotionale Entscheidung (innerlich) rechtfertigen.

Und sie rechtfertigen es mit Logik.

Man muss das Bild in ihrem Kopf malen. Sie sollten sich fühlen, als ob sie diese Behandlung bereits gemacht hätten, wie zum Beispiel Veneers. Sie sollten das Gefühl haben, dass sie mit diesen schönen Zähnen lächeln. Zuerst muss man ein Bild in ihrem Kopf malen. Und dann fühlen sie es, sie haben die Emotionen dazu.

Und sie werden auf der Grundlage dieser Emotionen entscheiden, lassen Sie auch das Gespräch sich richtig anfühlen. Wenn also alles leicht läuft und fröhlich ist und das Gespräch zwischen Ihnen und dem Patienten gut läuft, dann hilft das dem Patienten, eine emotionale Entscheidung zu treffen.

Geben Sie ihnen später Hinweise, um die Dringlichkeit zu erkennen. Helfen Sie ihnen auch, zu erkennen, was passiert, wenn sie die Behandlung nicht sofort durchführen. Auch das ist sehr emotional, aber es beginnt, logisch zu sein.

Und dann später, geben Sie ihnen auch die Vorteile für eine logische Rechtfertigung. Geben Sie ihnen alle Vorteile der Behandlung. Damit sie ihre emotionale Entscheidung, die Behandlung bei Ihnen durchzuführen, (innerlich) rechtfertigen können.

Grund Nummer zwei.

Patienten kaufen sich nicht in etwas hinein, aber sie kaufen sich einen Ausweg aus etwas heraus.

Nicht in etwas hinein, was bedeutet das? Sie *wollen* die Behandlung nicht. Wer will denn eine Zahnbehandlung? Niemand will eine Zahnbehandlung.

Sie wollen einen Ausweg aus ihrem Problem. Das ist das, was sie kaufen. Sie kaufen keine Veneers. Sie kaufen einen Ausweg aus ihrem hässlichen Lächeln.

Es ist sehr wichtig, dies zu verstehen. Wenn man das versteht, konzentriert man sich mehr auf ihre Bedürfnisse, auf ihre Probleme und ihren Schmerz. Nicht auf physische, sondern auf psychische Schmerzen.

Die Patienten haben ein Problem, Sie geben ihnen die Lösung. Die Behandlung ist die Lösung für dieses Problem.

Lassen Sie sie sich ihres Problems bewusst werden. Zeichnen Sie ein Bild in ihrem Kopf, nicht nur vom Ergebnis, sondern auch von ihrem Problem. Geht es um zukünftige Probleme? Sind diese künftigen Probleme mit dem Problem, das sie jetzt haben, möglich?

Auf diese Weise schaffen Sie ein wenig Dringlichkeit und präsentieren die Behandlung als die Lösung für ihre Schmerzen. Ihre Kopfschmerzen, nur grafisch gesprochen.

Sie helfen ihnen, aus diesen Schmerzen herauszukommen.

Grund Nummer drei.

Die Patienten kaufen keine Produkte oder Dienstleistungen. Sie kaufen Geschichten.

Viel mehr als Produkte oder Dienstleistungen? Was bedeutet das? Das bedeutet, dass Sie der Behandlung eine Geschichte hinzufügen müssen.

Hier sind einige Ideen, wie Sie einer Behandlung eine Geschichte hinzufügen können.

Wie haben Sie mit dieser Behandlung begonnen? Sie können ihnen erzählen, wie Sie 1994 Ihr erstes Implantat eingesetzt haben. Seitdem haben sich die Techniken stark weiterentwickelt, es gibt eine Menge neuer Technologien, die auf den Markt gekommen sind, und heute verwenden wir nicht mehr dieselbe Technologie, die Sie 1994 verwendet haben. Sie malen dem Patienten ein Bild im Kopf, dass Sie eine Geschichte mit der Implantologie haben. Oder mit Smiledesign oder Parodontologie, kieferorthopädischen Behandlungen, Invisalign™ oder was auch immer.

Man muss dem Patienten nur von seinen Erfahrungen damit erzählen, und dann wird daraus eine Geschichte. Es ist jetzt nicht nur eine Behandlung, sondern eine Behandlung mit einer Geschichte, *Ihrer* Geschichte.

Eine andere Möglichkeit wäre, dem Patienten zu sagen, warum Sie es tun. Warum haben Sie sich für kieferorthopädische Behandlungen oder Parodontalbehandlungen entschieden? Um den Patienten natürlich zu helfen. Aber dann müssen Sie ihm Geschichten von Menschen erzählen, die Sie gut behandelt haben: "Ich hatte diesen Patienten und er schrieb mir ein paar Jahre später einen Brief, in dem er mir dafür dankte, dass ich sein Lächeln designed habe, weil er einen guten Job bekommen hat, einfach wegen seines Lächelns".

Nur eine kleine Geschichte über einen Patienten, der die gleichen (psychischen) Schmerzen hatte wie Ihr Patient jetzt, und der aus diesen Schmerzen herauskam. Diese Geschichte bringt den Patienten dazu, sich mehr für Ihre Behandlung zu entscheiden als für die Behandlung durch einen anderen Zahnarzt.

Erzählen Sie (echte) Geschichten und verkaufen Sie so (echte) Behandlungen.

PSYCHOLOGISCHE REGELN

9
DIE PSYCHOLOGIE DES JA-SAGENS

In diesem Kapitel werden wir über die Psychologie des Ja-Sagens sprechen, und Sie werden den Unterschied zwischen Überzeugung und Manipulation kennen lernen. Sie werden die sechs Prinzipien der Überzeugung von Professor Cialdini kennen lernen und erfahren, wie sie in der Zahnmedizin angewendet werden können.

Professor Robert Cialdini ist Psychologe und hat die sechs Überzeugungsprinzipien definiert oder herausgefunden. Er hat dies in seinem Buch "Persuasion" niedergeschrieben. Es wurde in den 80er Jahren geschrieben und bildet die Grundlage für viele verschiedene psychologische Denkweisen und Theorien über die Akzeptanz und die Beeinflussung und Überzeugung der Wahl und Auswahl von Menschen.

Er fand sechs Prinzipien heraus. Eines ist die Reziprozität, dann die Knappheit, die Autorität, die Beständigkeit oder das Engagement, dann das Prinzip der Sympathie und das Prinzip des Konsenses oder der sozialen Normen oder des sozialen Beweises.

All diese Prinzipien beeinflussen die Menschen auf eine

bestimmte Art und Weise, um sie dazu zu bewegen, sich für Sie zu entscheiden oder sich für eine bestimmte Option zu entscheiden, wenn Sie sie in der richtigen Weise einsetzen.

Lassen Sie mich über all diese Prinzipien sprechen und darüber, wie man sie in der Zahnmedizin anwenden kann. Doch lassen Sie mich zunächst die Begriffe Überzeugung und Manipulation erläutern.

Überzeugung
Dies ist keine Manipulation. Überzeugung ist die Fähigkeit, jemanden in unsere Richtung zu bewegen, es wahrscheinlicher zu machen, dass er die Dinge so sieht, wie wir sie sehen, indem wir ihm unsere Ideen präsentieren. Nicht *was* wir präsentieren, sondern *wie* wir es präsentieren.

Es ist sehr wichtig zu verstehen, dass es für den Patienten psychologisch gesehen nicht so sehr wichtig ist, was wir tun, worum es bei unserer Behandlung geht, sondern wie wir es ihm präsentieren, wie er sich dabei fühlt, wie er diese Behandlung oder diese Behandlungsmöglichkeiten empfindet.

Wenn wir das vor Augen haben, dann wird alles viel einfacher für uns. Der gesamte Präsentationsprozess wird anders verlaufen, und wir werden ein viel besseres Ergebnis haben. Alles geht über die Kommunikation.

Dafür sind unsere Kommunikationsfähigkeiten sehr wichtig.

Unterschied zwischen Überzeugung und Manipulation
Überzeugung beinhaltet Aufklärung, Information, echte Fakten, und die Absicht ist, zu helfen. Ihre Absicht als Zahnarzt ist es, auf jeden Fall zu helfen. Was Sie tun, wenn Sie mit einem Patienten über Behandlungsmöglichkeiten sprechen, ist, ihn davon zu überzeugen, sich für die Behandlung zu entscheiden, die Sie für den Patienten für die beste halten. Sie manipulieren den Patienten nicht.

Manipulation beinhaltet eine unehrliche Präsentation von Ideen, die dem Patienten nicht helfen. Darin liegt keine

Echtheit.

Reziprozität

Das erste Prinzip wäre die Gegenseitigkeit oder Reziprozität. Es ist eine implizite Verpflichtung. Was bedeutet das? Wenn jemand etwas Nettes für uns tut, fühlen wir uns verpflichtet, etwas Nettes für ihn zu tun. Das ist Reziprozität.

Sie öffnen eine Tür in einem Restaurant oder öffnen einer Person die Tür, und diese Person fühlt sich in gewisser Weise verpflichtet, die Tür für Sie wieder zu öffnen oder später den Aufzug oder die Fahrstuhltür für Sie zu öffnen. Ein anderes Beispiel wäre mit Freunden, Sie bezahlen die Rechnung in einem Restaurant, und die anderen Freunde fühlen sich verpflichtet, es das nächste Mal selbst für Sie zu tun.

Das ist Reziprozität. Sie ist fast universell, aber sie funktioniert nicht bei egozentrischen Menschen. Das ist das einzig Negative.

Es ist ein Austausch vom wahrgenommenen Wert. Wenn Sie etwas tun, obwohl es (für Sie) keine große Sache ist, aber die andere Person dies als einen wirklich großen Gefallen empfindet, wird sie versuchen, Ihnen auch einen großen Gefallen zu tun.

Ein Patient erwidert dies in der Regel mit Loyalität, positive Bewertungen und Empfehlungen.

Geben Sie ihnen eBooks über ihr Thema, falls sie Implantate benötigen. Schreiben Sie einige eBooks oder White Papers oder kopieren Sie sie von irgendwo her und drucken Sie sie für sie aus oder geben Sie sie ihnen als PDF.

Kleine Geschenke wie Zahnpasta, Zungenschaber und Zahnseide werden als etwas akzeptiert, das sich im Gegenzug beim Patienten, in Loyalität, in positiven Rezensionen oder in Empfehlungen ummünzt.

Sie können ihm auch besondere Aufmerksamkeit schenken, Ihr Terminkalender ein wenig auf seine Bedürfnisse ausrichten. Lassen Sie ihn wissen, was Sie für ihn tun, wenn Sie nur den Zeitplan verschieben, aber er glaubt, dass dies ohnehin möglich gewesen wäre. Wenn er nicht merkt, dass Sie ihm einen Gefallen tun, dann wird er das nicht erwidern. Wenn Sie ihn aber wissen lassen, dass Sie etwas Besonderes für ihn getan haben, wird er sich verpflichtet fühlen, etwas Besonderes für Sie zu tun. Das ist das Prinzip der Gegenseitigkeit oder Reziprozität.

Knappheit

Das nächste Prinzip ist die Knappheit. Wenn von etwas nur wenige oder nur für eine begrenzte Zeit verfügbar sind, dann ist die Wahrscheinlichkeit größer, dass die Menschen es haben wollen.

Dies ist eine psychologische Angelegenheit. Für die meisten Menschen ist es eine Regel. Es gibt nur zwei einschränkende Faktoren.

Wir können Knappheit nicht immer nutzen:
- wir können es nicht für einen langen Zeitraum nutzen.

  Ansonsten scheint es keine Knappheit zu geben,
- und in der zweiten darf man sie nicht zu oft benutzen.

Zeitlich begrenzte Angebote sind etwas, das Knappheit erzeugt. Stellen Sie also ein Mehrwertpaket zusammen. Ich bin kein großer Fan von Preisnachlässen. Ich bin ein großer Fan davon, einen Mehrwert anzubieten, aber den normalen Preis zu verlangen.

Sie können zum Beispiel eine Untersuchung, Röntgen, Reinigung und Zahnaufhellung als Paket zusammenstellen. Und dieses Paket ist etwas billiger, als alle Komponenten zusammen kosten würden. Ist das ein Rabatt? Ja, das ist ein Rabatt. Es ist ein kleiner Preisnachlass, verglichen mit all diesen vier Dingen getrennt. Es ist ein Rabatt, aber am Ende verdienen Sie viel mehr Geld, als wenn Sie nur die Untersuchung machen würden.

Fassen Sie das zusammen und setzen Sie diesem Angebot eine zeitliche Begrenzung. Auf diese Weise erzeugen Sie Knappheit, und die Menschen werden das Angebot eher wollen.

Eine weitere Möglichkeit für zeitlich begrenzte Angebote sind Angebote mit einem erweiterten Service.

Zum Beispiel machen Sie normalerweise eine Untersuchung, jetzt, statt nur eine Untersuchung, machen Sie eine Untersuchung mit oraler Krebsvorsorge, aber nur für eine begrenzte Zeit. Sie bieten es zum gleichen Preis an wie eine normale Untersuchung.

Begrenzte Zeit, das ist der Faktor.

Sie können auch eine Untersuchung und ein digitales Lächeln entwerfen, aber nur für eine begrenzte Zeit. Die Leute werden es haben wollen.

Oder Sie erzeugen Knappheit durch Reputation oder Ihren Ruf. Etablieren Sie sich als Experte auf einem bestimmten Gebiet in Ihrer Stadt, und es gibt nur einen von Ihnen in der Stadt. Das ist automatisch Knappheit.

Knappheit durch Terminierung zum Beispiel. Knappheit durch Terminverfügbarkeit produzieren, obwohl Sie freie Termine haben. Wenn Patienten anrufen, lassen Sie das Front Office diese Woche sagen, dass es nicht möglich ist (obwohl Sie diese Woche freie Plätze haben), aber lassen Sie sie dann sofort sagen: "Mal sehen, ob ich Sie reinquetschen kann".

Damit produzieren Sie zwei Dinge.
- Erstens: Sie lassen es so aussehen, als gäbe es eine Knappheit, obwohl es keine Knappheit gibt und
- Zweitens hilft die Rezeption dem Patienten aus und macht ihm einen Gefallen. So erzeugen Sie das Gefühl

der Gegenseitigkeit oder Reziprozität.

Oder Knappheit nach Zahlen, nur X Patienten erhalten dieses Angebot oder diesen Plan. Hier ist nur ein kleiner Trick. Stellen Sie sich vor, Sie denken: "Ich würde so gerne 10 Veneer-Fälle pro Monat oder 20 Veneer-Fälle pro Monat machen, das wäre so toll". Kündigen Sie es nicht auf diese Weise an.
Geben Sie bekannt, dass in diesem Monat nur 20 Patienten Veneers oder eine Veneerbehandlung erhalten werden. Man wird also zu diesen 20 Personen oder 10 Personen oder 10 Patienten gehören wollen. Das bedeutet Knappheit nach Zahlen.

Knappheit nach Datum. Nur bis Datum X, oder ein zeitlich begrenztes Angebot oder Sie machen eine Kombination aus beidem.

Autorität

Das nächste Prinzip ist die Autorität. Werden Sie eine vertrauenswürdige Autorität. Behaupten Sie das einfach für sich selbst. Seien Sie als zahnmedizinischer Problemlöser bekannt. Zahnmedizin ist ein vertrauensbasiertes Geschäft. Sie müssen nicht unbedingt eine wahre Autorität sein, Sie müssen nur als eine solche wahrgenommen werden.
Außerdem muss man sympathisch, zuverlässig und vertrauenswürdig sein. Sie müssen als ein sympathischer, zuverlässiger und vertrauenswürdiger Experte angesehen werden. Alles um Sie herum sollte vermitteln, dass Sie der vertrauenswürdige Experte in der Stadt sind. Bei allem! Ihre Werbung, Ihre Beiträge in den sozialen Medien, alles sollte vermitteln, dass Sie DER vertrauenswürdige Experte sind.

Diese Autorität bewegt die Menschen dazu, das zu akzeptieren, was Sie sagen. Sie beanspruchen und üben jedes

Mal, wenn Sie kommunizieren, Autorität aus, was die Akzeptanz der Fälle erhöht und die Loyalität der Patienten stärkt.

Sie können auch im Rahmen des Autoritätsprinzips die Autorität Dritter nutzen, um zu behaupten, dass die Behandlung, die Sie dem Patienten angeboten haben, die richtige Wahl ist. Sie sagen: Diese Autoritäten sagen oder behaupten auch, dass mit Studien renommierter Universitäten, Professoren oder Länder, z.B. der Harvard University, gesagt wird, dass diese Behandlung in Ihrem Fall die beste Wahl ist. Das wäre eine aussenstehende Autorität, die das behauptet, und das würde die Fallannahme für Ihren Patienten sehr viel einfacher machen.

Berühmtheiten sind auch eine gute Drittpartei. Sie entscheiden sich für genau diese Behandlung. So denkt der Patient: "Nun, wenn die Berühmtheit das tun und sie von ihrem Lächeln leben, so verdienen sie ihren Lebensunterhalt, dann muss es gut sein".

Auf diese Weise nutzen Sie Autorität als psychologisches Prinzip, um die Patienten dazu zu bringen, Ihre Optionen mehr zu akzeptieren.

Beständigkeit oder Engagement

Das nächste Prinzip ist die Beständigkeit, das Engagement oder die Verpflichtung. Wie funktioniert das?

Sobald eine öffentliche Verpflichtung, etwas zu tun, eingegangen wurde, neigen die Menschen dazu, sich konsequent an diese Verpflichtung zu halten. Wenn sie sich öffentlich zu etwas verpflichten, versuchen sie gewöhnlich, es zu erfüllen.

Sie versuchen es, sie neigen dazu, konsequent mit dieser Verpflichtung zu handeln. Wie können wir das ausnutzen? Ich werde etwas erklären, das ich mir nicht ausgedacht habe. Das ist ein psychologisch erwiesener Trick.

Statt dem Patienten die ausgefüllte Terminkarte zu geben, geben Sie ihm den Patiententermin, sagen wir Montag in zwei Wochen um 16 Uhr. Anstatt dies also auf der Terminkarte aufzuschreiben und die Terminkarte dem Patienten auszuhändigen, händigen Sie dem Patienten die Terminkarte leer aus und geben ihm auch einen Stift und lassen ihn den Termin, das Datum und die Uhrzeit aufschreiben.

Dadurch fühlen sie sich dieser Behandlung, der Uhrzeit und dem Datum stärker verpflichtet. Sie schreiben es auf, sie binden sich an die Zeit und das tun sie auf psychologischer Ebene. Und die No-Shows sinken um 18%, ohne etwas anderes zu tun.

Natürlich würden Sie sie zwei oder drei Tage vor dem Termin an den Termin erinnern, und dann auch noch einen Tag davor, und dadurch fallen die No-Shows noch mehr.

Aber ohne etwas anderes zu tun, nur indem man sie das Datum und die Uhrzeit selbst ausfüllen lässt, sinken die No-Shows um 18%, weil sie sich öffentlich zu diesem Datum und dieser Uhrzeit verpflichtet haben.

Anstatt diesen Termin zu erhalten, schrieben sie ihn auf, sie schufen ihn in ihrem Kopf, sie schufen diesen Termin, sie waren es, sie verpflichteten sich.

Sympathie

Das nächste Prinzip ist Sympathie. Wir kaufen viel öfter von Menschen, die wir mögen, als von Menschen, die wir nicht mögen. Nun, das ist logisch, ich weiß.

Aber wie können wir für unsere Patienten sympathisch sein, damit sie bei uns mehr kaufen als bei anderen Zahnärzten?

Die Sympathie hängt stark davon ab, wie ähnlich sie uns oder wir ihnen sind. Finden Sie eine Gemeinsamkeit mit diesem Patienten, zum Beispiel die Stadt, in der Sie geboren wurden, die Schule, die Sie besucht haben, das Gymnasium, das Sie besucht haben, die Universität, die Sie besucht haben, auch das kulturelle Niveau, Hobbys, Interessen. Sie haben zum Beispiel, wie ich, meine schöne Frau, eine Venezianerin geheiratet, und der Patient hat auch eine hispanische Frau geheiratet.

Dies sind sicherlich Gemeinsamkeiten, die Sie mit einem Patienten haben. Oder Sie haben beide Kinder, oder Sie sind Fans einer bestimmten Fußball- oder Basketballmannschaft oder was auch immer.

All diese Dinge muss man im Smalltalk zu Beginn des Termins herausfinden und das dann während der Präsentation an die Oberfläche bringen.

Machen Sie ihm klar, dass Sie ihm ähnlich sind. Eine positive Verbindung erhält man auch durch echte Komplimente, wenn man Gemeinsamkeiten gefunden hat. Aber das funktioniert nur, wenn es wirklich wahr ist, und man lobt sie, wenn sie es verdienen. Jeder mag ein Kompliment.

Mir gefällt Ihr Kleid, oder wie Sie sich kleiden, oder Sie sehen wie eine Person aus, die sich wirklich mit der Mode auskennt oder so etwas.

Oder: Wow, dieser Mund wird wirklich gut gepflegt, und das sagt ein Experte. Der Patient fühlt sich bei Ihnen viel besser. Er mag Sie sehr gern. Alle mögen Sie.

Dann hören Sie Ihren Patienten zu. Wenn Sie ehrliches Interesse zeigen, wenn sie sprechen, und Sie auch mit Ihrem Verstand anwesend sind, dann mögen sie Sie mehr.

Sympathie hat nichts mit den technischen Aspekten der Zahnmedizin zu tun. Sie hat nichts zu tun mit Ihren technischen Fähigkeiten, mit Ihren Fertigkeiten, technischen und klinischen Fähigkeiten und Kenntnissen.

Wenn Menschen Sie mögen, werden sie viel mehr von Ihnen kaufen, als wenn sie Sie nicht mögen. Das hat nichts mit Ihren Fähigkeiten zu tun.

Konsens

Das letzte Prinzip ist der Konsens oder soziale Normen oder der soziale Beweis.

Die Menschen wollen dem folgen, was die Menschen um sie herum, die ihnen ähnlich sind, bereits tun. Das bedeutet, dass wir viel darauf achten, was andere tun, weil wir uns als Teil der Gruppe fühlen wollen.

Was in diesem Fall hilft, sind Bewertungen. Verwalten Sie sie! Wenn der Patient viele Bewertungen auf Ihrer Webseite oder auf Google Places oder Yelp sieht, und natürlich positive Bewertungen, dann ist das gut für Sie, denn das ist ein sozialer Beweis.

Danken Sie Patienten, die Ihnen gute Rezensionen geben, und bitten Sie Patienten, Rezensionen für Sie zu schreiben.

<u>Dies ist die beliebteste Option bei uns</u>
Wenn Sie zum Beispiel sagen, dass diese Behandlung die beliebteste Option ist, die meisten Menschen

- verwenden dies hier oder
- wählen diese Behandlung,
- wählen diese Art von Implantat
- wählen diese Art von Veneers,
- entscheiden sich dafür, nicht sechs, sondern 10 Veneers machen zu lassen,

das ist es, was die meisten Menschen in unserer Praxis wählen, dann würde der Patient eher genau das wählen und nicht etwas anderes.

Psychologisch erwiesen (Cialdini): Die Zahl der Patienten, die Ja sagen, steigt um 20%, verglichen zu der Situation, in der

Sie nicht sagen, dass dies die beliebteste Auswahl ist.

Ähnliche Ergebnisse werden mit dem Satz erzielt: "Das wird immer beliebter". Diese Behandlungsmethode erfreut sich also bei unseren Patienten zunehmender Beliebtheit, was dazu führt, dass auch 20% mehr Ja zu dieser Behandlung sagen, als wenn Sie das nicht sagen würden.

10
IDEALE AKZEPTANZBEDINGUNGEN SCHAFFEN

In diesem Kapitel wollen wir darüber sprechen, wie ideale Akzeptanzbedingungen geschaffen werden können. Und Sie werden die verschiedenen Strategien kennen lernen, die es dem Patienten erleichtern, Ja zu sagen, und wie Sie eine solide Grundlage für ein erfolgreiches Gespräch zur Fallpräsentation schaffen können.

Die drei Hauptgründe, warum Patienten die Behandlungen nicht kaufen.

Eine, und die wichtigste, ist der Mangel an **Vertrauen**.

- Sie vertrauen Ihnen nicht.
- Sie vertrauen nicht darauf, was Sie sagen.
- Sie vertrauen nicht darauf, ob Sie die richtige Person für die Behandlung sind.
- Sie vertrauen nicht darauf, dass Sie dafür klinisch qualifiziert sind.

Es besteht offensichtlich keine etablierte Beziehung (Vertrauensbasis / Rapport) zwischen Ihnen und dem Patienten. Die Erstellung von Rapport oder einer Vertrauensbasis erfolgt erstens innerhalb des Smalltalks vor dem eigentlichen Gespräch und zweitens während der Fragen, die Sie stellen, und wie Ihre Körpersprache und Ihre Tonalität auf den Patienten reagieren, während Sie diese Fragen stellen.Diese beiden Dinge helfen Ihnen, eine Beziehung herzustellen.

Der zweite Grund ist, dass es für die Patienten keine **Priorität hat**. Die Behandlung, die Sie jetzt anbieten, oder der Zustand, in dem sie sich gerade befinden, sind für sie keine Priorität.

Ihre Prioritäten sind viel eher so: zum Beispiel in Urlaub fahren, ein neues Auto kaufen und ähnliche Dinge. Aber seien wir ehrlich: Wer hat die Zahnmedizin als Priorität außer den Zahnärzten und Hygienikern?

In seinem Kopf ist keine "Krise" entstanden, er hält dies nicht für so wichtig. Für Sie ist es wichtig, dem Patienten klarzumachen, dass es sehr wichtig ist, dies in Ordnung zu bringen. Nur dann können Sie Ihre Behandlung gut verkaufen.

Der dritte Grund ist, dass es kein Gefühl der **Dringlichkeit gibt**.

Vielleicht vertrauen sie Ihnen. Vielleicht denken sie: "Ja, es ist eine Priorität". Aber für sie ist es nicht dringend. Ihrer Meinung nach können wir das in ein paar Monaten schaffen. Wenn es nicht wehtut, und es nicht allzu schlimm aussieht, kann es warten. Das ist es, was sie normalerweise denken.

Der wichtigste Grund, sagten wir, ist, dass kein Vertrauen da ist, sie vertrauen Ihnen nicht. Man muss Vertrauen aufbauen. Das können Sie tun, bevor die Patienten überhaupt in Ihre Praxis kommen, indem Sie sich selbst branden oder vermarkten.

Sehen wir uns auch die anderen Gründe an, während Geld nur für weniger als ein Drittel der Patienten ein Grund ist (Quelle: Spear Education 2017). Spear Education hat 2017 eine Umfrage durchgeführt. Sie fand die Gründe heraus, warum

Patienten die Behandlungen nicht kaufen. Und da sehen wir, dass nur 31% sagten, sie hätten das Geld nicht. Das bedeutet nicht, dass sie nicht kaufen würden. Wenn Sie diesen Patienten, diesen 31% der Patienten, gute Zahlungsmöglichkeiten, finanzielle Optionen geben, dann können Sie die meisten von ihnen zu Patienten machen, die die Behandlung durchführen lassen.

Andere Gründe sind "mein Terminplan war zu voll" oder "ich hatte keine Zeit", was dasselbe ist. Man muss sich auf den Zeitrahmen der Patienten einstellen.

"Ich hatte Angst vor dem Verfahren". Das sind fast 20% der Leute, die sagten, sie hätten Angst.

"Ich fand, dass die mir zur Verfügung gestellten Ressourcen verwirrend waren" (14%), diese Patienten waren verwirrt. Hier war die Kommunikation des Zahnarztes nicht klar genug.

"Ich wollte das Verfahren nicht durchführen" = 14%, aber warum wollten sie das Verfahren nicht durchführen? Wer weiß.

"Die Versicherung deckte es nicht ab". Nur 5%.

"Ich habe nicht gesehen, welchen Nutzen mir das Verfahren bringen würde"(5%). Auch hier waren die Kommunikations-fähigkeiten des Zahnarztes nicht gut genug.

Deshalb ist es so wichtig, Fähigkeiten in der Kommunikation und im Verkauf, beim Präsentieren, Abschließen und so weiter zu schaffen.

Wir müssen eine Sache von den Patienten verstehen, bevor sie in die Praxis kommen, wir müssen wissen, was sie denken. Die Menschen denken sehr ähnlich.

Lebensstil

Und der Lebensstil ist für viele Patienten ein großes Thema. Bleaching Veneers, Smile Makeovers, Smile Design, all dies verbessert Ihren Lebensstil. Wie ein schönes Auto. Wie Mode. Es wertet Ihren Lebensstil auf.

Warum ist das so wichtig? Weil die Menschen bezahlen oder einen Weg finden werden, das Geld für das zu bekommen, was sie wollen, lange bevor sie für das bezahlen, was sie brauchen.

Sie wollen eine Verbesserung des Lebensstils. Das ist es, was sie wollen. Hier ist ein Beispiel: Wie viele Paar Schuhe braucht eine Frau? Wie viele hat sie wirklich? Wie viele Michael Kors^{TM}-Taschen braucht eine Frau wirklich? Wie viele möchte sie wirklich haben?

Und sie werden das Geld finden, um es zu bezahlen, obwohl sie es nicht brauchen. Sie wollen es. Sie finden einen Weg, dafür zu bezahlen. Sie wollen eine Verbesserung ihres Lebensstils. Sie müssen das verstehen, Sie müssen eine Atmosphäre der Verbesserung des Lebensstils schaffen, damit sie den Wert eines besseren Lebensstils mit der Behandlung, die Sie ihnen bieten, erkennen.

Es ist sehr wahr, dass die Menschen, wenn es um den Nutzen geht, normalerweise das Billige wollen, aber wenn es um den Lebensstil geht, wollen sie das Beste (Fred Joyal). Hier ist also der Schlüssel.

Zum Beispiel Socken. Es gibt viele Leute, die glauben, dass Socken ein Gebrauchsgegenstand sind. Sie wollen das Billige bei Gebrauchsgegenständen. Es müssen nicht unbedingt Gucci^{TM} - Socken sein. Aber wenn es um den Lebensstil geht, zum Beispiel um den Anzug, den sie kaufen, dann wollen sie einen Boss^{TM}-Anzug oder einen Gucci^{TM}-Anzug oder ähnliche Marken haben. Bei ihrem Lebensstil geben sie Geld aus, aber bei Socken möchten sie vielleicht Geld sparen.

Wenn der Patient in Ihnen eine Nutzdienstleistung sieht, dann ist er nicht in der Lage, für Sie Geld ausgeben zu wollen, oder mehr Geld als bei anderen Zahnärzten.

Wenn Sie dem Patienten erklären können, dass Sie nicht nur eine Nutzdienstleistung sind, sondern zur Verbesserung des Lebensstils beitragen, dann wird er höchstwahrscheinlich von der besten Fachkraft für diese Verbesserung des Lebensstils behandelt werden wollen.

Und natürlich müssen Sie die Idee oder den Eindruck vermitteln, dass Sie einer der besten oder sogar der beste Fachmann dafür sind.

Seien Sie nicht billig. Das ist ein sehr wichtiges Thema. Wenn Sie billig sind, laufen Sie unter "Nutzgegenstand", Sie sind dann keine Verbesserung des Lebensstils, Sie sind nicht der Beste.

Wert

Eine andere Sache, warum Menschen Geld ausgeben oder warum Menschen kaufen oder warum Menschen eher ja sagen, ist, dass sie einen Wert wahrnehmen. Sie müssen ihren Preis nicht verkaufen, sie müssen ihren Preis nicht rechtfertigen.

Der Preis ist nicht der wichtigste treibende Faktor bei Kaufentscheidungen. Sie müssen ein Wertangebot für Ihre Patienten machen.

Starbucks hat die Leute von der Situation, in der sie sich über die Zahlung von 50 Cent für eine Tasse Kaffee beklagt haben dazu gebracht, gerne 3 Euro oder mehr zu zahlen und sich dafür in eine Schlange zu stellen - wie machen sie das?

Sie schufen eine Atmosphäre, die dem Produkt, das ein Kaffee ist, einen Mehrwert verleiht. Sie müssen eine Atmosphäre schaffen, die den Wert Ihrer Behandlungen steigert.

Sie können auch Pakete zusammenstellen, weil Patienten ein gutes Preis-Leistungs(Wert)-Verhältnis wünschen. Wie schaffen Sie Wert oder die Wahrnehmung von Wert?

Versuchen Sie, Ihren Preis als Pauschalangebot festzulegen und den wahren Wert Ihres Angebots zu zeigen.

Anstatt zu sagen, wie viel Zahnaufhellung z.B. 525 Euro kostet (das klingt zu viel) muss man es als Paket zusammenfassen. Und dann, indem man einen Mehrwert hinzufügt, sehen €525 nicht zu viel aus.

Unser Fläsh Zahnaufhellungsverfahren beinhaltet:	
– Plaqueentfernung am Tag des Bleichens	– 40 €
– Zahnaufhellung	- 760 €
– Individuell hergestellte Schienen	- 250 €
– Nachsorge-Gel zum Mitnehmen	- 150 €
Bleaching Paket: nur €525! Im Wert von €1,200	

Sie sagen zum Beispiel: unsere Fläsh™ (eine führende Zahnaufhellungs-Marke) Prozedurgebühr beinhaltet zunächst eine Plaque-Entfernung am Tag des Bleichens, das ist keine Reinigung. Es geht nur darum, dass Sie die Zähne putzen. Das hat einen Wert von 40 €. Sie sagen: "Nun, das mache ich kostenlos". Ich verstehe das. Stellen Sie sich vor, ein Patient würde in Ihre Praxis kommen und sagen: "Hören Sie, ich möchte nur, dass Sie meine Zähne putzen, keine Zahnreinigung, sondern nur meine Zähne mit ein wenig Polierpulver und der Rotationsbürste putzen, und ich werde zu Ihrem Konkurrenten gehen, um das Bleichen durchzuführen". Wie viel würden Sie verlangen? Schreiben Sie eine Zahl drauf. In meinem Beispielfall sind es 40 Euro.

Dann das Zahnaufhellungsverfahren an sich. Sie setzen einen Preis auf das, was in diesem Fall, einem Beispielfall, 760 € beträgt, und dann machen Sie maßgefertigte Schienen, obwohl es sich um ein In-Office-Bleaching handelt, machen Sie auch maßgefertigte Schienen für die mögliche Desensibilisierung, und für die Auffrischung später in einem halben oder einem Jahr. Sie beziehen das in das Verfahren mit ein. Sie könnten wieder sagen: "Nun, das mache ich auch kostenlos". Stellen Sie sich noch einmal vor, ein Patient kommt und sagt: "Hören Sie, ich möchte, dass Sie für mich Bleachingschienen anfertigen. Ich werde die Zahnaufhellung selbst, jedoch mit einem anderen Zahnarzt durchführen". Wie viel würden Sie dafür verlangen? Setzen Sie das auf die Liste.

Und dann das Nachsorge-Take-Home-Gel, d.h. entweder Bleichgel oder Desensibilisierungsgel für die Nachsorge. Wie viel würden Sie verlangen, wenn der Patient nur das haben möchte?

Setzen Sie die Preise fest, und dann addieren Sie all diese Dinge, die Sie im Rahmen des Bleichverfahrens für den Patienten tun. Und dann sieht der Patient einen Wert, einen Gesamtwert. Dieser Gesamtwert, alles zusammengerechnet, würde sich auf 1200 Euro belaufen. Aber Sie bieten all dies für nur 525 Euro an.

Nun, es sieht viel billiger aus, als wenn man nur den Preis gesagt hätte. Das ist ein Wertangebot, ein Paketangebot.

Menüs
Bieten Sie Menüoptionen an. Wenn Sie die Möglichkeiten aus der Speisekarte berechnen, bieten sie über 10.000 verschiedene Varianten von Kaffeegetränken an, die in jedem Starbucks erhältlich sind.

Sie können dem Patienten auch verschiedene Optionen anbieten und er wählt einfach aus, z.B. bei der Zahnaufhellung können Sie am Ende ein Menü mit Ihrem Preis zusammenstellen. Mindestens drei Optionen.

Typ	Produkt	Methode	Verfahren umfasst	Preis
In-Office	mit Lampe	eine Sitzung in der Praxis ca. 1 Stunde	-Belag entfernen -Fläsh Verfahren 32% -Schienen -Nachbehandlung	X €
Kombiniert	kombiniert Lampe und Take-home	1 Stunde in-office + 1 Woche zu Hause	-Belag entfernen -Fläsh Verfahren 6% -Schienen -Nachbehandlung -Take-home Gel	X €
Take-Home	individuelle Schiene	2 Wochen zu Hause	-Belag entfernen -Schienen -Take-home Gel	X €

Erste Option: Sie machen eine Zahnaufhellung mit einer Lampe in einer Sitzung in der Praxis in etwa einer Stunde. Innerhalb des Verfahrens schließen Sie die Plaque-Entfernung ein, das Fläsh™ -Verfahren, in diesem Fall ist es das Fläsh™ - System mit 32% Wasserstoffperoxid. Schienen und Nachbehandlung mit Desensibilisierungsgel zum Beispiel, und dieses Paket hat den Wert von X Euro.

Sie können auch ein kombiniertes Bleichen mit einer Lampe und einer Take-Home-Option durchführen. Es dauert eine Stunde in der Praxis und eine Woche zu Hause. Sie machen ein Verfahren, das die Plaque-Entfernung einschließt, das Fläsh™-Verfahren, aber nicht mit 32% Wasserstoffperoxid, sondern mit nur 6% Wasserstoffperoxid, um die möglichen Empfindlichkeiten auf Null zu reduzieren. Da es aber nicht so stark ist, muss der Patient zu Hause noch nachbleichen, um einen guten Weissniveau zu erreichen. Dann schließt man bei diesem Verfahren die Schienen, die Nachbehandlung mit Desensibilisierungsgel und das Gel zum Mitnehmen ein, und das hat einen anderen Preis als die erste Option.

Und die dritte Option ist eine Zahnaufhellung für zu Hause. Sie stellen individuelle Bleichschienen her, das dauert zwei Wochen lang jeden Abend zu Hause und beinhaltet die Plaque-

Entfernung, die Schalen und das Gel für zu Hause. Und das ist wieder ein anderer Preis.

Dies ist das Bleaching-Menü, das Sie in Ihrer Praxis aufstellen können und der Patient entscheidet. In jedem Fall verkaufen Sie eine Zahnaufhellung. Der Unterschied besteht darin, *welche* Art von Zahnaufhellung Sie verkaufen werden.

Was ist mit anderen Behandlungen, zum Beispiel Implantaten? Auch hier können Sie drei verschiedene Arten von Implantaten haben und dem Patienten drei verschiedene Optionen anbieten.

In unserer Praxis unterscheiden wir zum Beispiel zwischen einem Standard-Implantat, einem Profi-Implantat und einem Luxus-Implantat. Dies wäre wie die Economy Class, Business Class und First Class einer Fluggesellschaft. Alle sitzen im selben Flugzeug und kommen von A nach B.

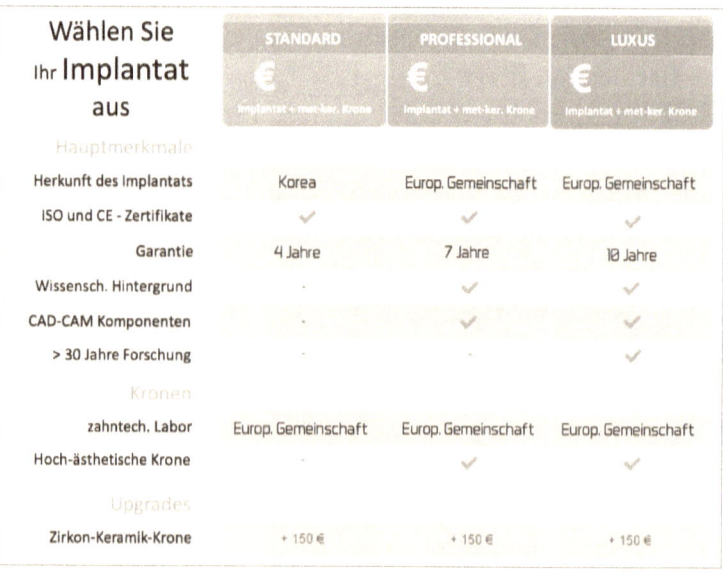

Wählen Sie Ihr Implantat aus	STANDARD € Implantat + met-ker. Krone	PROFESSIONAL € Implantat + met-ker. Krone	LUXUS € Implantat + met-ker. Krone
Hauptmerkmale			
Herkunft des Implantats	Korea	Europ. Gemeinschaft	Europ. Gemeinschaft
ISO und CE - Zertifikate	✓	✓	✓
Garantie	4 Jahre	7 Jahre	10 Jahre
Wissensch. Hintergrund	-	✓	✓
CAD-CAM Komponenten	-	✓	✓
> 30 Jahre Forschung			✓
Kronen			
zahntech. Labor	Europ. Gemeinschaft	Europ. Gemeinschaft	Europ. Gemeinschaft
Hoch-ästhetische Krone	-	✓	✓
Upgrades			
Zirkon-Keramik-Krone	+ 150 €	+ 150 €	+ 150 €

Was bedeutet das? Es umfasst das Implantat und die Krone. Alle prothetischen Teile und chirurgischen Teile. Was ist der

Unterschied?

Der Preis ist anders. Und was macht den Preis anders? Sie stellen ein Menü zusammen und zeigen dem Patienten, was bei all diesen Optionen anders ist.

In diesem Fall ist zum Beispiel die erste Option die Standardoption. Die Herkunft des Implantats ist aus Korea. Bei der Profi- und Luxusoption stammt es aus der Europäischen Union. Alle drei haben ISO- und CE-Zertifikate. Es gibt einen Garantieunterschied zwischen diesen drei Optionen. 4 Jahre für die Standard-Option 7 Jahre für die professionelle Option und 7 bis 10 Jahre für die Luxus-Option.

Die verschiedenen Implantatsysteme haben unterschiedliche wissenschaftliche Hintergründe. Eines der Implantate, das Luxusimplantat, hat mehr als 30 Jahre Forschungserfahrung. Und das ist eine sehr stabile Sache.

Die Kronen werden alle in der Europäischen Gemeinschaft hergestellt. Aber die erste Krone (Standardoption) wird in einem kleinen Labor um die Ecke hergestellt, während die anderen beiden Optionen die Krone aus einem teureren Labor haben. Bei allen Optionen können Sie für 150 Euro mehr auf eine Krone aus Zirkonium-Keramik aufrüsten.

Das ist das Menü für Implantate. Das können Sie bei fast jeder Behandlung machen. Zum Beispiel bei der Parodontalbehandlung. Mit oder ohne Laserunterstützung. Laser-assistierte Parodontalbehandlung, LAPT oder LAPB, da haben Sie bereits verschiedene Möglichkeiten.

Reinigungen: Prophylaxe oder Grundreinigung (Zahnstein-entfernung), Sie haben verschiedene Möglichkeiten. Zeigen Sie diese Optionen an. Erstellen Sie Menüs und zeigen Sie dem Patienten verschiedene Optionen für die verschiedenen Behandlungen.

Powerpoints

Die Macht der PowerPoints. Stellen Sie sich vor, der Patient setzt sich in Ihren Empfangsbereich und Sie haben einen großen Bildschirm an der Wand mit PowerPoints von vorher und nachher Ihrer eigenen Fälle und projizieren diese in der Empfangshalle und allen Behandlungseinheiten. Er geht vom Empfangsbereich zum Stuhl und setzt sich auf den Stuhl, bevor Sie kommen, und sieht auch alle diese Fälle davor und danach.

Dekorieren Sie Ihre Praxis richtig.

Stellen Sie sich vor, wie eine alte Praxis aussieht. All diese Bilder von Extraktionsinstrumenten und chirurgischen Geräten, historische Zeichnungen, Anatomie-Poster. Genau das wollen Sie vermeiden.

Aber Sie wollen auch Bilder vermeiden, die nichts mit dem zu tun haben, was Sie tun und anbieten. Was sind Sie, ein Reisebüro, dass Sie das Taj Mahal oder ein Poster vom Eiffelturm haben?

Was verkaufen Sie wirklich? Sie verkaufen Lächeln, und dafür müssen Sie Ihre Praxis dekorieren. Man muss ein schönes Lächeln zeigen, glückliche Menschen, und das gelangt unbewusst in den Kopf des Patienten. All diese Lächeln helfen dem Patienten unbewusst bei der Entscheidung, sein Lächeln zu verbessern. Dekorieren Sie Ihre Praxis mit lächelnden und glücklichen Menschen, die genau die Art von Patienten repräsentieren, die Sie in Ihre Praxis locken wollen.

Vertrauen aufbauen

Erinnern Sie sich an den wichtigsten Grund für Patienten, nicht zu kaufen? Es war ein Mangel an Vertrauen. Vertrauen aufbauen, glaubwürdig sein. Wie gut sind *Ihre* Zähne gebleicht? Haben Sie schöne Zähne? Wenn Sie keine schönen Zähne haben, sondern gelbliche Zähne, die angebrochen und angehäuft sind, wie können Sie dann denken, dass der Patient daran denkt, mit Ihnen ein Lächel-Design oder ein Lächel-Make-over zu machen, wenn *Sie* es nicht für sich selbst tun? Steigern Sie damit Ihre Glaubwürdigkeit.

Tun Sie das auch mit Ihrem gesamten Personal. Jeder in Ihrer Praxis, selbst die Putzfrau, sollte wirklich schöne Zähne haben. Das erhöht Ihre Glaubwürdigkeit.

Um Vertrauen zu schaffen, können Sie auch in lokalen oder nationalen Zeitungen und Zeitschriften veröffentlichen. Sie können in Zeitungen und Zeitschriften Artikel über das Bleichen schreiben. Wenn niemand etwas über Sie veröffentlichen will, können Sie dies in kostenlosen Pressemitteilungen tun (www.free-press-release.com).

Von dort können Sie sogar Ideen für Ihre Publikationen übernehmen.

<u>Branden Sie sich selbst.</u>

Branding ist ein großes Thema. Und dazu wird es auch ein ganzes Buch geben. Branding ist die beste langfristige Strategie für den Erfolg. Ein ausgefeilter und professioneller Look ist eine Möglichkeit, eine einzigartige Identität für Ihre Zahnarztpraxis zu schaffen. Für Sie und Ihre Zahnarztpraxis, beides. Die Menschen sollten Ihre Praxis mit starken und positiven Emotionen verbinden. Das ist Branding.

Branding ist das, was die Leute über Sie denken. Wie möchten Sie, dass die Leute über Sie denken? Wie möchten Sie, dass man über Sie spricht? Seien Sie so, verhalten Sie sich so.

Branding ist ein Versprechen. Konsistenz macht Ihre Praxis wiedererkennbar. Sie müssen eine starke Webpräsenz haben, die Vertrauen schafft. Und sie sollte schön sein.

Das ist zum Beispiel unsere Webseite. Das sind Bilder aus Valencia. Wir zeigen diese Bilder, weil ein Teil unseres Geschäfts vom Zahnarzttourismus aus nordeuropäischen Ländern stammt.

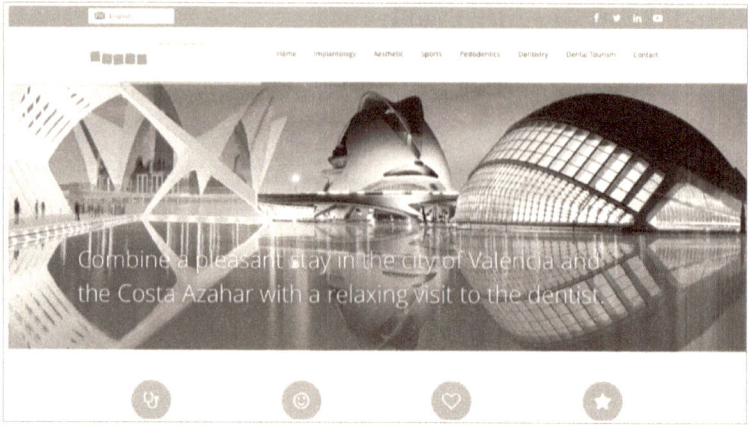

Zeigen Sie, wo Sie sind, wer Sie sind, was Sie tun, und das alles auf eine schöne Art und Weise.

Dann machen Sie Info-Veranstaltungen, Open-Door-Veranstaltungen, um Vertrauen aufzubauen, um Glaubwürdigkeit zu schaffen. Bieten Sie Informationsabende für Personen an, die an weißen und/oder gesunden Zähnen oder Implantaten interessiert sind.

Stellen Sie auch einen Publizisten ein, um Vertrauen aufzubauen. Ein Publizist ist eine Person, in der Regel ein Journalist, der Verbindungen zu den Medien, Presse, Radio, Fernsehen, Lokal- und Staatsfernsehen hat und Sie als berichtenswert erscheinen lässt. Und deshalb werden Sie zu diesen Medien eingeladen.

Man bezahlt die Medien nicht dafür, dass Sie da sind, dass Sie in ihnen erscheinen. Das wäre ein anderer Weg. Aber die Medien rufen Sie an, weil dieser Publizist sie auf Sie aufmerksam gemacht hat und auf die Botschaft, die Sie übermitteln wollen.

In meinem Fall zum Beispiel im Lokalradio. Sie bringen Sie kostenlos in die Medien. Sie bezahlen die Medien nicht, Sie bezahlen den Publizisten, was dasselbe ist, aber am Ende werden die Medien Sie nicht als jemanden verkaufen, der diese Botschaft bezahlt hat, sondern als jemanden, der berichtenswert ist, so dass Ihre Glaubwürdigkeit steigt.

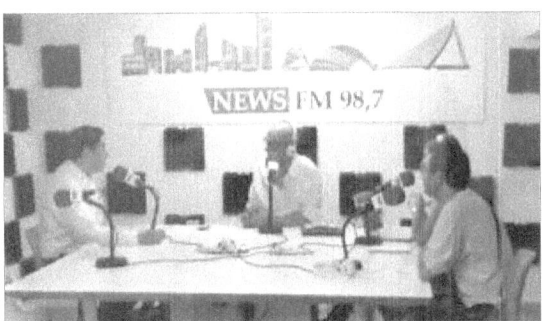

Dann im Fernsehen, auch im Lokalfernsehen in Valencia.

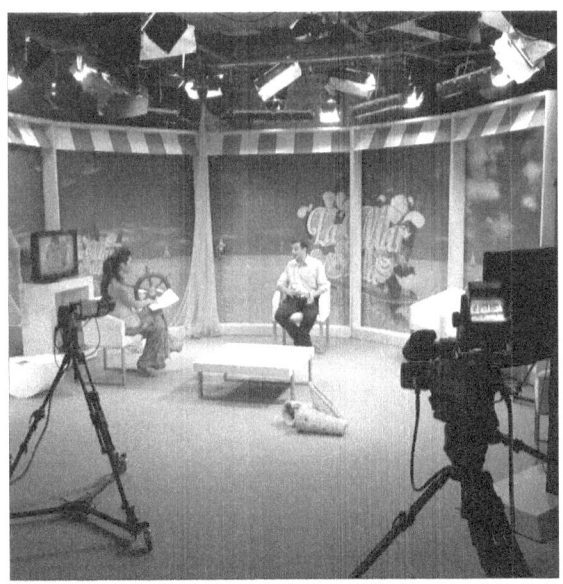

Oder Sie können Ihr eigenes Extreme Makeover™ machen, wie Dr. Bill Dorfman es getan hat. Nun, er hat nicht sein eigenes Extreme Makeover™ gemacht, er *war* der Zahnarzt von Extreme Makeover™.

Sie können ihn einfach kopieren. Sie können dasselbe tun, aber auf einem lokalen Fernsehsender oder, wenn niemand das veröffentlichen will, auf YouTube.

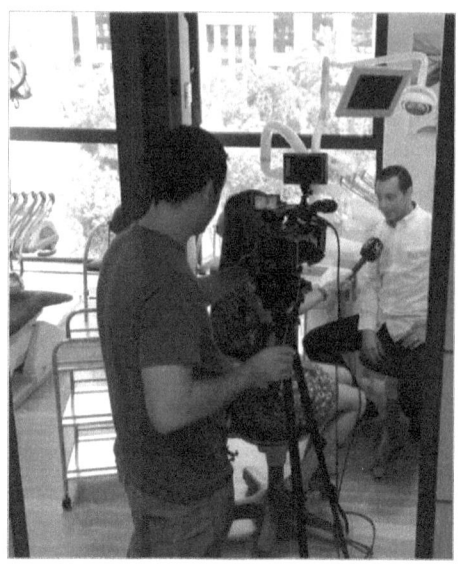

Suchen Sie nach

- plastischen Chirurgen in Ihrer Stadt,
- und einen Augenarzt,
- einen persönlichen Trainer,
- eine Ernährungsberaterin,
- eine Friseurin,
- ein Make-up-Spezialist,
- und eine persönliche Stylistin, die den Menschen hilft, sich besser zu kleiden.

Dann haben Sie Ihr eigenes Team vor Ort zusammengestellt. Verwandeln Sie Patienten gemeinsam um. Das ist professionell befriedigend und macht Spaß.

Man muss auch in den sozialen Medien stark werden, um

Vertrauen aufbauen zu können. Die Leute suchen nach Ihnen, bevor sie Sie anrufen. Wenn Sie in den sozialen Medien stark sind, ist Ihr Ruf bereits gut und Ihr Vertrauen steigt.

Hauptziele des Social Media Marketing sind:
- um Ihr Ansehen zu steigern
- mehr und oder bessere Patienten zu bekommen (ich bevorzuge bessere Patienten als mehr Patienten),
- um Besucher auf Ihre Webseite zu lenken,
- um E-Mails von Personen zu sammeln, die an Ihnen interessiert sind
- um Telefonanrufe für Termine zu erhalten.

Sie können auch jede Woche oder jeden Monat bloggen oder vloggen. Machen Sie jeden Monat ein Video, machen Sie jeden Monat einen Blog, um Vertrauen aufzubauen, um Glaubwürdigkeit zu schaffen.

<u>Die Bedeutung, gemocht zu werden</u>
Es gibt nichts Wichtigeres, als sympathisch zu sein. Haben Sie schon einmal etwas *nicht* gekauft, weil Ihnen die Verkäuferin nicht gefiel? Aber natürlich! Sie wollten etwas kaufen, gingen in den Laden und mochten die Verkäuferin nicht, Sie haben nicht gekauft. Sie sind in ein anderes Geschäft gegangen und haben es dort gekauft.

Dasselbe geschieht hier in der Zahnmedizin.

Haben Sie schon einmal mit einer endgültigen Entscheidung gekauft, weil Ihnen die Person gefällt? Stellen Sie sich vor, Sie wären unentschlossen, ob Sie kaufen sollen oder nicht. Und Sie mögen die Person, die Ihnen den Artikel verkauft, den Sie vielleicht kaufen möchten, wirklich. Dann werden Sie vielleicht kaufen, aber wenn die Leute Sie nicht mögen, haben Sie keine Chance.

Sympathie wird sie nicht zum Kauf veranlassen, aber sie macht den Kauf möglich.

Wir haben verschiedene Stadien oder Möglichkeiten bei der Kaufentscheidung eines Patienten. Hier sind einige Beispiele:

Stellen Sie sich vor, sie sind heiss auf die Behandlung, die Sie anbieten.

Wenn sie Sie mögen, ist die Behandlung verkauft.

Wenn sie Sie nicht mögen, wird die Behandlung wahrscheinlich nicht verkauft, obwohl sie es wollten und obwohl sie heiss darauf sind.

Stellen Sie sich vor, die Patienten haben sich noch nicht entschieden, ob sie die Behandlung kaufen wollen oder nicht, aber sie sind ein wenig dafür.

Wenn sie Sie mögen, ist es sehr wahrscheinlich, dass sie kaufen.

Wenn sie Sie nicht mögen, ist es sehr unwahrscheinlich, dass sie Sie kaufen.

Stellen Sie sich vor, die Patienten haben sich noch nicht entschieden, ob sie die Behandlung kaufen wollen oder nicht, aber sie sind ein wenig dagegen, am Rande dagegen.

Wenn sie Sie mögen, können Sie sie immer noch dazu bringen, die Behandlung zu kaufen.

Aber wenn sie Sie nicht mögen, wird das nicht passieren.

Stellen Sie sich vor, die Patienten wollen die Behandlung nicht oder sind dagegen, sie zu kaufen (aber stellen Sie sich vor, es handelt sich um eine notwendige Behandlung, die - wenn sie nicht durchgeführt wird - die Situation verschlimmern oder sogar die Gesundheit des Patienten gefährden würde).

Wenn die Patienten Sie dann mögen, haben Sie eine kleine Möglichkeit, die Behandlung zu verkaufen.

Wenn die Patienten Sie nicht mögen, gibt es keine Hoffnung, diese Behandlung zu verkaufen.

Die meisten Patienten haben sich noch nicht entschieden. Und man kann sie umdrehen, indem man sympathisch ist.

In einem anderen Kapitel beschreibe ich einige Möglichkeiten, sympathisch zu sein.

11
PRINZIPIEN DER PRÄ-EINFLUSSUNG

In diesem Kapitel werden wir über die Prinzipien der Prä-einflussung (Pre-suasion) sprechen. Das bedeutet, wie Sie Menschen vorher in eine Stimmung versetzen, Ja zu Ihrer Behandlung zu sagen. Sie werden Prä-einflussung in verschiedenen Situationen sehen und erfahren und wie man sie in der Zahnmedizin anwenden kann.

Die Prä-einflussung basiert auf Professor Dr. Robert Cialdini. Er ist ein Psychologe. Und er hat erst kürzlich ein Buch geschrieben, das den Titel "Pre-suasion" trägt. Er hat in den 80er Jahren auch ein Buch geschrieben, das "Influence" genannt wird.

Unter Prä-einflussung versteht man den Prozess, bei dem man dafür sorgt, dass ein Patient Ihrem Angebot zustimmt, *bevor* er damit konfrontiert wird. Bevor Sie das Angebot unterbreiten, haben Sie bereits die Zustimmung des Patienten arrangiert.
Das ist kein Zaubertrick, das ist etablierte Wissenschaft und folgt bestimmten Regeln der Psychologie.

Es geht darum, was Sie sagen und tun, unmittelbar bevor Sie Ihre Botschaft übermitteln. Zuerst bereiten Sie den Boden vor. Dies wird vom Patienten zu 100% nicht wahrgenommen, wissenschaftlich erwiesen. Sie wissen nicht, dass sie beeinflusst werden, kurz bevor ihnen eine Behandlung angeboten wird. Weil sie nicht wissen, dass sie beeinflusst werden, bekommen sie es gar nicht mit. Dann treffen sie sehr unbewusst die Entscheidung, Ihre Behandlung zu akzeptieren.

Lassen Sie mich Ihnen einige Dinge erklären, die die Menschen überzeugen und wie man sie in der Zahnmedizin anwenden kann. Es fliegt unter dem Radar, die Leute entdecken es einfach nicht, weil ihre Verteidigung gering ist, wenn man die Prä-einflussung anwendet, wie es vor dem eigentlichen Angebot der Fall ist.

Wenn Sie ein Angebot machen, wenn Sie eine Präsentation halten, wenn Sie die Behandlung erklären, verteidigen sich die Leute in der Regel oder errichten mentale Barrikaden. Aber wenn Sie davor etwas tun oder sagen oder die Aufmerksamkeit auf etwas ziehen oder einen Keim in den Verstand setzen, bevor Sie mit der Präsentation beginnen, sind die Abwehrkräfte des Patienten in diesem Moment gering, und Sie haben direkten Zugang zu seinem Verstand.

Prä-einflussung

Die Entscheidungen, die wir treffen, haben mehr mit dem zu tun, was wir in diesem Moment im Kopf haben. Wenn Sie einige Vorüberlegungen anstellen, tun Sie etwas, das den Patienten in eine positive Grundstimmung gegenüber der Idee oder dem Konzept Ihrer (folgenden) Botschaft versetzt.

Wenn man Blumen verkaufen will, stellt man die Idee des Frühlings und schöner Landschaften in den Vordergrund. Man kann Blumen erwähnen, aber man braucht sie nicht explizit erwähnen, denn die Menschen sind bereits offen für den Begriff der Blumen. In diesem Moment bewirken Sie beim Patienten einen positiven Geisteszustand gegenüber der Idee oder dem

Konzept Ihrer Botschaft, Ihrer Behandlung, *bevor* Sie die Botschaft überbringen oder bevor Sie die Behandlung anbieten.

Ein Kommunikator kann uns zum Beispiel ein bestimmtes Konzept in den Sinn bringen, in der Zahnmedizin wäre das ein Konzept:

Festsitzend versus abnehmbar, in diesem Beispiel wäre das Konzept "festsitzend". Sie können den Patienten in einen Modus mit festsitzenden Lösungen versetzen. Ein anderes Beispiel wäre metallfreie oder weiße Ästhetik oder jede Stärke einer Behandlung, zum Beispiel hohe Qualität.

Wenn wir Dinge im Zusammenhang mit diesen Beispielen vor der Präsentation erwähnen, dann würden wir die Gedanken des Patienten so lenken, dass er dies als wichtigeren Faktor bei seiner Wahl berücksichtigt.

Sie pflanzen den Samen unmittelbar bevor Sie ein Smile Make-over anbieten, weil der Patient darüber nachdenkt, wie schön weiß ist.

Auch ein Hintergrundbild beeinflusst Entscheidungen. Robert Cialdini beschreibt ein Beispiel, das sehr leicht zu verstehen ist. Es gibt einen Online-Vermarkter für eine Fabrik, die Möbel verkauft. Sie verkaufen alle Arten von Möbeln, qualitativ hochwertige und teure, aber auch billige Typen. Das verkaufen sie online.
Sie machten ein Experiment, bei dem die Hälfte der Leute, die auf ihre Webseite kamen, und sie wussten nicht, wer die Person war, die auf die Webseite kam, auf die gleiche Seite geleitet wurde, aber mit einem Hintergrund aus schönen Wolken. Ihnen wurde die Idee der Bequemlichkeit gegeben, sich wohl zu fühlen, wie in den Wolken zu sein, wenn man sich auf ein sehr bequemes Sofa setzt. Das gibt ihnen das Gefühl, auf einer Wolke zu sitzen.

Die andere Hälfte wurde auf die gleiche Webseite geleitet, aber als Hintergrundbild hatten sie Münzen, Geld, Wechselgeld.

Die Menschen, die auf die Wolken als Hintergrund umgeleitet wurden, waren viel mehr daran interessiert, sehr bequeme Möbel nachzuschauen. Verglichen mit der Hälfte der Leute, die auf die Münzen und das Geld umgeleitet wurden. Diese waren viel mehr daran interessiert, nach billigen Möbeln Ausschau zu halten.Sie machten dieses Experiment mit so vielen Menschen, dass es sehr signifikant war. Dieses Hintergrundbild konditionierte den Verstand, über eine Funktion nachzudenken, die entweder Geld sparen oder Konfort war, und dann wurde ihr Interesse kanalisiert.

Das können Sie auch in Ihrer Praxis tun. Sie müssen erkennen, was das zentrale Element Ihrer Botschaft ist. Zum Beispiel festsitzend für Implantate oder metallfreies Weiß für Veneers und Lächel- Make-overs.

Welchen Nutzen hat eine Behandlung, die es für den Patienten sinnvoll erscheinen lässt, das Angebot anzunehmen? Gehen Sie dann zu dem Moment, bevor Sie das Angebot abgeben, und lenken Sie die Aufmerksamkeit des Patienten auf diese Idee.

Indem wir die Aufmerksamkeit des Patienten auf ein bestimmtes Konzept oder eine bestimmte Idee lenken, lenken wir nicht nur seine Aufmerksamkeit, sondern wir lenken auch die Aufmerksamkeit darauf, wer er in diesem Moment ist.

Wenn ich Ihre Aufmerksamkeit auf die Romantik lenke, kann ich Sie zu einem Romantiker machen.

Wenn ich Ihre Aufmerksamkeit auf den Preis lenke, kann ich Sie zu einem kostenorientierten Käufer machen.

Wenn ich Ihre Aufmerksamkeit auf die Qualität lenke, kann ich Sie zu einem qualitätsorientierten Einkäufer machen.

Umwelt

Eine teure, qualitativ hochwertige Umgebung lenkt den Geist darauf, teurere und hochwertigere Entscheidungen zu treffen. Sie verdoppelt die Möglichkeit, so die von Cialdini beschriebene psychologische Wissenschaft. Die Umgebung ist eine der Situationen, in denen es darum geht, zu prä-einflussen. Bilder, Plakate, Bilder auf Bildschirmen. Wir haben Veneers, Implantate, Lächeldesign, hochwertige Dinge, Ihre Terminkarten, die ein Lächeln zeigen, prä-konditionieren die Patienten.

"Was im Brennpunkt steht, ist kausal" - Phänomen

Eine weitere Situation der Prä-einflussung ist das "was im Brennpunkt steht, ist kausal". Worauf ich mich konzentriere, ist die Ursache der Situation. Obwohl es für uns keinen kausalen Zusammenhang gibt, denken wir in unserem Unterbewusstsein, dass es damit zusammenhängt.

In Wirklichkeit tut es das nicht, aber wir denken, dass das, worauf wir normalerweise in unserer Umgebung achten, die Ursache dessen ist, was gerade vor sich geht. Das wurde in psychologischen Experimenten gezeigt.

Bei American-Football-Spielen zum Beispiel wurden einige Spieler in ihren Kleidern hervorgehoben, und die Schiedsrichter konzentrierten sich immer auf sie. Immer, wenn es eine schlechte Situation gab, dachten sie meistens, dass diese Jungs die Ursache für die schlechte Situation seien, und bestraften sie. Das, worauf wir normalerweise in unserer Umgebung achten, nehmen wir also als Ursache dessen wahr, was geschieht.

Lenken Sie die Aufmerksamkeit auf ein Merkmal, ein Veneer oder ein Implantat in einem Bild, wenn Sie das Bild zeigen, oder wenn Sie ein Vorher-Nachher-Bild zeigen, lenken Sie die

Aufmerksamkeit des Patienten auf eine bestimmte Sache und er glaubt, dass es die Ursache für die ganze Schönheit ist oder dass der Patient so glücklich ist.

Sie sollten es vorher besitzen

Eine andere Situation ist die Vorbesitznahme. Sie malen das Bild in ihren Köpfen, die bereits eine bestimmte Behandlung besitzen.

Viele Autoverkäufer machen das. Sie sorgen dafür, dass man sich vorstellt, dass man im Mercedes™ herumfährt. Und das hilft ihnen, den Mercedes™ zu verkaufen.

Sie malen ein Bild im Kopf des Patienten, in dem er eine bestimmte Behandlung bereits besitzt. Sie werden dann diese gegenüber einer alternativen Behandlung den Vorrang einräumen.

Der Patient kommt herein, und bevor Sie überhaupt etwas präsentieren, erwähnen Sie nur: "Ah, heute bin ich so glücklich (Sie zeigen Glück). Eine Patientin ging gerade mit einem schönen neuen Lächeln (Sie erwähnen Schönheit) mit Veneers nach draußen. Atemberaubend. Sie war so dankbar und so glücklich (sein Verstand bekommt: dankbar, glücklich, Glück, schön, Veneers).

Was glauben Sie, was der Patient jetzt über all die Dinge denken wird? Er wird unbewusst Glück und Schönheit mit Veneers in Verbindung bringen.

Dann, wenn Sie sagen: In Ihrem Fall könnten wir entweder eine Kompositfüllung, also Füllungen in der Front, oder Veneers machen. Der Patient ist bereits auf Veneers vorverkauft, denn gerade als der Patient bei Ihnen eintrat, haben er sich das vorkonditioniert vorgestellt. Er sah in Gedanken den Patienten mit den Veneers herausgehen und meinte, dass es schön wäre, wenn er auch Veneers hätte.

Das haben Sie dem Patienten vorverkauft.

Die Notwendigkeit des Abschlusses

Die nächste Prä-einflussungs-Situation ist die Notwendigkeit eines Abschlusses. Jeder muss abschliessen oder ein Rätsel lösen.

Sie geben ein Rätsel auf: Warum werden wir als Praxis oder ich als Zahnarzt als die beste Implantologiepraxis der Stadt wahrgenommen? Jetzt achten die Leute mehr darauf, was Sie als Nächstes sagen, als wenn Sie es einfach ohne diese Eröffnungsfrage sagen würden.

Sie müssen aus der Nachricht, die Sie übermitteln möchten, eine Frage machen. Wenn Sie die Botschaft nur überbringen, kann sie in das eine Ohr hinein und aus dem anderen Ohr hinausgehen. Die Patienten schenken ihr keine Aufmerksamkeit. Wenn Sie sie als Mysterium, rätselhaft darstellen, warum werden wir Ihrer Meinung nach als die beste implantologische Praxis der Stadt wahrgenommen? Sie fragen sich... warum? Und dann übermitteln Sie Ihre Botschaft wie:

- Ihre Erfahrung,
- Ihre kontinuierliche Ausbildung an sehr wichtigen Akademien oder Universitäten,
- und all die Vorteile, die Sie bei moderner Ausrüstung und all diesen Dingen haben.

Jetzt hat er die Botschaft verstanden. Er versteht, warum Ihre Qualität so hoch ist. Und warum? Vielleicht weil

- wir Implantate von höchster Qualität verwenden
- wir ein hochqualifiziertes Team haben

Der Patient versteht das, weil er sich jetzt konzentriert, weil er das Rätsel lösen will, warum Sie als die Spitzenpraxis in Sachen Veneers oder Smile Design wahrgenommen werden, warum Sie?

Beachten Sie, dass Sie nicht behaupten, dass Sie der Beste sind oder dass Sie dies oder jenes tun. Nein, Sie fragen: Warum werden wir für dieses oder jenes als die beste Praxis in der Stadt wahrgenommen? Und dann fängt er an, zuzuhören. Danach sagen Sie, wir tun dies, dies und das, und er versteht die Botschaft. Jetzt wird die Aufmerksamkeit auf Ihre nächste Botschaft gelenkt. Das ist der Trick.

Vorab-Frage

Da die Menschen wollen, dass die Fragen gelöst werden, sind auch Vorfragen eine andere Art und Weise, und das ist eine andere Situation der Prä-einflussung.

Eine Frage zu Beginn fokussiert den neuen Patienten auf die positiven Aspekte Ihrer Person oder Ihrer Praxis. Zum Beispiel ist der Patient bereits aufgeschlossen, wenn Sie ihm eine Frage stellen, bevor Sie überhaupt etwas mit ihm besprechen. Mit dieser Frage kann er bereits in eine positive Haltung Ihnen gegenüber versetzt werden.

Wie können Sie das tun? Sie sagen:
- Warum haben Sie sich heute für uns entschieden?

  Oder
- Was hat uns für Sie interessant gemacht, dass Sie sich für uns entschieden haben?

Was denkt er jetzt? Er denkt an die positiven Dinge, die ihn veranlasst haben, Sie anzurufen. Das verkauft Sie bereits an ihn.

Was hat uns für Sie interessant gemacht, dass Sie sich für uns entschieden haben? Das ist eine sehr gute Frage. Einige Vorabfragen werden den Menschen helfen, sich zu entscheiden, etwas zu tun. Es gab ein Experiment, bei dem die Leute auf andere Leute zugegangen sind und sie gebeten haben, ihnen in einer Umfrage zu helfen. Nur 29% stimmten zu, ihnen bei dieser Umfrage zu helfen. Dieselben Personen gingen zu anderen Personen und stellten ihnen eine Vorfrage. Die Frage lautete:

Halten Sie sich selbst für eine hilfreiche Person?

Und die Leute denken normalerweise: Ja, natürlich bin ich hilfreich.

Und dann baten sie sie, ihnen bei einer Umfrage zu helfen. 77,3% stimmten zu, ihnen bei der Umfrage zu helfen.

Sehen Sie, wie es sich steigert? Also haben Vorabfragen den Verstand vorkonditioniert, etwas zu tun oder über etwas nachzudenken, das man verkaufen oder später tun will.

Halten Sie sich selbst für eine qualitätsorientierte Person? zum Beispiel. Sie richten den Blick des Patienten auf die Qualität.

Halten Sie sich selbst für einen schönheitsorientierten Menschen? Sie konditionieren den Geist des Patienten zur Schönheit.

Halten Sie sich selbst für einen komfortorientierten Menschen? Sie können den Geist des Patienten auf Komfort ausrichten.

Halten Sie sich selbst für eine stabilitätsorientierte Person? Bei einem Menschen, dessen Zahnersatz nicht sehr stabil ist, lässt ihn das sofort an Stabilität und feste Lösungen denken.

Und dann bieten Sie ihnen verschiedene Optionen an, und sie werden unbewusst die stabilitätsorientierte Option wählen (nach unserem letzten Beispiel).

Nicht 100% der Menschen nicht 100% der Zeit, aber Sie können viel mehr Patienten dazu bringen, das zu tun, was Sie von ihnen wollen.

DIE PROZESSE

12
DIE ABSCHLUSSSEQUENZ

In diesem Kapitel werden wir uns mit der Abschlusssequenz befassen. Das heißt, die Schritte, die wir vom Anfang bis zum Ende der Abschlussphase durchführen werden.

Wir werden erfahren, was das Ziel der Sequenz ist. Sie werden die Schritte kennen lernen und eine Struktur haben, der Sie immer folgen können. Sie werden eine klare Struktur im Kopf haben und Sie folgen dieser roten Linie, vom Anfang bis zum Ende, so dass alles, was Sie tun, Sinn macht.

Was ist das Ziel der Schlusssequenz? Das Endziel des Abschlussprozesses ist es, Gewissheit zu schaffen. Gewissheit in einer unsicheren Welt.

Der Patient ist unsicher, ob er eine Behandlung durchführen soll oder nicht. Ob er Geld ausgeben sollte oder nicht, er sollte sich einer, manchmal schmerzhaften, Operation unterziehen.

Man muss diese Unsicherheit in Gewissheit umwandeln. Dies ist das Ziel der Abschlusssequenz. Aus Unsicherheit wird Gewissheit und dann macht der Patient weiter.

Schritt 1 - Sofortige Kontrolle

Der erste Schritt ist, dass Sie die Situation sofort unter Kontrolle bringen müssen. Und wie? Sie müssen zeigen, dass Sie ein Experte sind, Sie müssen Ihre Hausaufgaben über den Patienten machen. Das heisst, Sie müssen Informationen über den Patienten haben, er muss Sie mögen. Er wird Sie nur mögen, wenn Sie viele Dinge über den Patienten wissen und ihn sprechen lassen.

Sich selbst richtig branden oder vermarkten. Das können Sie mit Ihrem Marketing, mit Ihren sozialen Medien, mit Ihren Videos erreicht haben. Aber erwarten Sie nicht, dass jeder Ihre Videos gesehen hat, erwarten Sie nicht, dass jeder Ihr Instagram oder Ihr Facebook-Konto gesehen hat und alles weiß, was Sie gepostet haben. Nicht jeder weiß das.

In dem Gespräch zu Beginn erwähnen Sie übrigens nur, so nebenbei, wie groß Ihre Erfahrungen mit dieser Behandlung sind. Wie viele Patienten Sie mit dieser Behandlung behandelt haben "und das Beste ist...", erzählen Sie einfach eine Geschichte über einen Patienten, der gerade letzte Woche mit genau diesem Problem gekommen ist, das dem Problem, das der Patient jetzt hat, sehr ähnlich ist, und wie glücklich er später war.

Und dann erwähnen Sie übrigens die Hunderte und Aberhunderte von Patienten in den letzten 20 Jahren, die Sie mit dieser Art von Behandlung behandelt haben.

Sie haben dem Patienten gesagt, dass Sie diese Art der Behandlung seit 20 Jahren durchführen und hier und da ausgebildet worden sind. Oder Sie erklären ihm Dutzende von Patienten, die Sie seit Ihrem Weiterbildungsaufenthalt in z.B. Dubai, mit der Mastery Academy^{TM} oder so gemacht haben.

Man muss sich richtig branden. Und nur damit sieht Sie der

Patient als Experte. Ich weiss, dass er bereits in der Praxis ist, ich weiss, dass er Sie für gut hält, sonst wäre er nicht da.

Aber Sie müssen ein höheres Maß an Vertrauen gewinnen. Damit der Patient Sie in dem Licht sieht, in dem Sie wollen, dass er Sie sieht.

Das ist sehr wichtig. Hier fangen Sie also bereits an, eine Beziehung aufzubauen. Später in Schritt drei bauen Sie weiter die Beziehung auf.

Ihr Erfolg hängt von Ihrer Fähigkeit ab, mit anderen zu interagieren. Dieser erste Schritt ist ein Smalltalk-Schritt. In diesem Smalltalk lassen Sie ihn einfach eine Menge über sich wissen. Außerdem ist dies die einzige Zeit, in der Sie über sich, Ihr Team und Ihre Erfahrungen sprechen dürfen.

Ihr Erfolg hängt von der Fähigkeit zur Interaktion mit anderen ab. Machen Sie also Kommunikationskurse, das ist sehr wichtig, und beeinflussen Sie ihn positiv. Positiv, weil Sie sicher sind, dass diese Behandlung für den Patienten die richtige ist. Und wenn Sie diese Behandlung machen, die für ihn das Beste wäre, was es gibt, dann ist es positiv für ihn.

Schritt 2 - Informationen sammeln

Der zweite Schritt würde darin bestehen, Informationen zu sammeln. In diesem Schritt, der Teil eines Patienten-kommunikationsbuches ist, müssen Sie mehrere Dinge herausfinden. Man muss kluge Fragen stellen, um die Schmerzpunkte des Patienten herauszufinden, die Bedürfnisse des Patienten, und ob er finanziell qualifiziert ist, ob er es sich leisten kann.

Sie brauchen keine 100 Gründe, damit ein Patient Ihre Behandlung kauft. Sie müssen herausfinden, welche davon die richtigen sind, die er kennen muss.

Lassen Sie ihn 80% des Gesprächs ausmachen. Sie stellen einfach Fragen, und wenn Ihnen etwas nicht klar genug ist, sagen Sie: "Erzählen Sie mir mehr darüber". Sie brauchen

Informationen, um festzustellen, ob Ihr Patient sich die Behandlung leisten kann und ob es in seinem besten Interesse ist, diese Behandlung zu machen. Wichtig ist die Tonalität Ihrer Fragen.

Tun Sie es auf eine interessierte Art und Weise, als ob Sie sich ganz für den Patienten interessieren und einfühlsam sind. Bauen Sie durch Ehrlichkeit, Neugierde, Tonalität und Körpersprache eine Beziehung zum Patienten auf.

Wenn er anfängt, über andere Dinge zu sprechen, die für Sie nicht relevant sind, unterbrechen Sie ihn nicht. Warten Sie, bis er zu Ende gesprochen hat, aber Sie müssen das Gespräch umlenken. Gehen Sie also nicht weiter in diese unnötige Richtung, denn Sie verlieren Zeit, und Zeit ist Geld in der Zahnarztpraxis. Aber Sie unterbrechen den Patienten nicht, und Ihre Körpersprache sollte nicht zeigen, dass er in die falsche Richtung geht. Sie sind interessiert, erinnern Sie sich?

Man muss neugierig sein, ehrlich neugierig. Aber sobald er damit aufgehört hat, lenken Sie ihn wieder zurück zu dem, was für seine Behandlung wichtig ist. Wovor er davonläuft, was ihm an seiner Situation nicht gefällt und was er braucht.

Seien Sie nicht respektlos. Sie sagen: "Das ist interessant. Es klingt, als hätten Sie am vergangenen Wochenende eine tolle Zeit mit Ihren Enkelkindern gehabt, sehr schön". So, und dann leiten Sie um. "Übrigens, lassen Sie mich Ihnen eine Frage stellen... " und dann stellen Sie Ihre nächste Frage, um die Bedürfnisse herauszufinden.

Wenn er Sie fragt, ob Sie XY mögen oder nicht, und Sie mögen es nicht. Zum Beispiel: "Mögen Sie Fußball?"

Und stellen Sie sich vor, Sie mögen Fußball nicht.

Was Sie nicht sagen: "Nein, ich mag Fußball nicht." Vielleicht mag er Fußball.

Sagen Sie: "Ich wünschte, ich hätte mehr Zeit, um mich mehr mit Fussball zu beschäftigen, aber ich habe keine Zeit, also bin ich im Moment nicht so auf dem neuesten Stand".

Dies respektiert seine mögliche Leidenschaft für diesen Sport, und es wirft kein schlechtes Licht auf Sie, weil Sie ihn nicht mögen. Und Sie fahren fort mit"Übrigens...", und dann Ihre nächste Frage von Ihrer Seite in diesem Informationssammlungsprozess.

"Übrigens, wie gefällt Ihnen die Farbe Ihrer Zähne? "

Schritt 3 - Rapport aufbauen – Eine Beziehung aufbauen

Der dritte Schritt ist der Aufbau einer Beziehung. Während Sie die Fragen stellen, muss er das Gefühl haben, dass Ihre Körpersprache und Ihre Tonalität vollständig auf ihn konzentriert sind, nicht auf Sie, auf ihn. Und dass Sie sehr daran interessiert sind, ihm zu helfen.

Schaffen Sie Vertrauen, zeigen Sie Einfühlungsvermögen durch Tonalität und Ihre Körpersprache. Aber die Patienten müssen Sie auch mögen, also hören Sie auf, zu versuchen, selbst interessant zu sein; Menschen mögen Sie, wenn Sie Interesse an ihnen zeigen. Menschen mögen Menschen, die sich für sie interessieren und sie reden lassen und die die guten Dinge dieser Person schätzen.

Niemand bekommt das oft genug in seinem Leben. Sie kümmern sich darum, und er mag Sie. Er mag Sie mehr als einen anderen Zahnarzt, bei dem er sich auch über die Preise und die Behandlung informiert hat. Man muss anders sein.

Zeigen Sie ein großes Interesse an Ihrem Patienten. Das ist der Trick.

Das Ziel des Beziehungsaufbaus besteht darin, dass der Patient Sie mögen und Sie im Allgemeinen als einen hochkompetenten Fachmann sehen muss. Als jemand, der die Behandlung in- und auswendig kennt und sich leidenschaftlich für dessen Wert einsetzt.

Man muss sympathisch sein. Sie müssen sehr kompetent und professionell sein und Sie müssen leidenschaftlich sein.

Sie müssen Ihren emotionalen und physischen Zustand kontrollieren. Wenn Sie in schlechter Stimmung sind, ist das nicht gut. Nehmen Sie das von sich weg. Seien Sie vor einem Patienten positiv. Sie müssen enthusiastisch und positiv sein. Immer!

Sie müssen den Tag des Patienten aufhellen. Die Menschen sind gerne mit anderen Menschen zusammen, die ihren Tag aufhellen. Jeder mag das. Denken Sie an einen Ihrer Freunde, der immer fröhlich ist, immer lächelt, immer alle aufrichtet, immer positiv, immer enthusiastisch. Natürlich sind Sie gerne mit ihm zusammen, Sie laden ihn gerne zum Abendessen ein, Sie verbringen das Wochenende gerne mit dieser Art von Freunden beim Grillen.

Natürlich ist jeder gerne mit Menschen zusammen, die positiv und enthusiastisch sind und ihre Tage verschönern. Und obendrein, wenn diese Leute Interesse an Ihnen haben oder aufrichtiges Interesse an Ihnen zeigen, perfekt, dann wird ein großes Verhältnis hergestellt.

Und diese Beziehung ist sehr wichtig. Für den Abschluss.

Sie müssen alle hochhieven. Ihre Aufgabe ist es, den Patienten in einen Zustand des Glücks und der Ermächtigung zu versetzen. Wenn er glücklich und beflügelt ist, ist der Abschluss leichter.

Schritt 4 - Übergang

Und dann machen Sie den Übergang. Sie gehen in Ihre Präsentation über. Sie haben alle Informationen, die Sie brauchen, und Sie wissen, was für den Patienten richtig ist. Sie müssen den Übergang auf eine Art und Weise vollziehen, wie:

hier ist, was wir für Sie tun können oder

hier ist, was wir für Sie tun werden.

Aber mit anderen Worten. Viel besser wäre es:

"Aufgrund dessen, was Sie zu mir gesagt haben, oder
basierend auf allem, was Sie mir gesagt haben,
ist das die perfekte Lösung für Sie.
Lassen Sie mich Ihnen sagen, warum".

Das ist der Übergang. Und dann beginnt man zu
präsentieren.

Schritt 5 - Präsentation

Das ist der fünfte Schritt, die Präsentation. Warum die
Vorteile Ihrer Behandlungslösung (das WARUM ist wichtiger),
die Probleme des Patienten lösen werden. Also, Sie haben die
Probleme gesehen, Sie haben die Probleme gesammelt (Schritt
2), Sie haben sie aufgeschrieben, und dann sagen Sie, das (die
Behandlung) wird das Problem lösen.

Und schießen Sie noch nicht mit allen Waffen, Sie brauchen
ein paar Argumente, ein paar Vorteile, die Sie sich vorbehalten
müssen, wenn er anfängt, Einwände zu erheben, dann können
Sie mehr Dinge herausbringen.
Wenn Sie alle Ihre Waffen abgeschossen haben und er einen
Einwand hat, bleibt für Sie nichts mehr übrig. Sie können
keinen weiteren Vorteil hervorbringen. Präsentationstechniken
sind Teil eines anderen Buches, aber Sie müssen wissen, dass Sie
in Ihrer Präsentation nicht mit allen Waffen schießen.

Schritt 6 - Verpacken Sie Ihre Empfehlung

Der sechste Schritt besteht dann darin, Ihre Empfehlung zu
verpacken. Sie müssen Ihrem Vorschlag mehr Wert verleihen.
Sie machen die Präsentation und sagen, es gibt eine Garantie,
oder so viele Jahre Garantie, weil wir dieses hochentwickelte
Schweizer Material verwenden. Sie geben als Grund Ihren
Hintergrund und Ihre Glaubwürdigkeit mit dieser Behandlung

an.

Hier kommt wieder das, was Sie im ersten Schritt begonnen haben. Sie haben diese Behandlung etwa 200 Mal durchgeführt, und praktisch alle Patienten sind wirklich glücklich.

Praktisch. Nicht alle Patienten sind wirklich glücklich. Vielleicht sind ein oder zwei nicht glücklich, aber "praktisch alle" ist richtig. Sie lügen also nicht, auch wenn einige Patienten vielleicht nicht ganz glücklich sind.

Sie können dann vorher und nachher zeigen, das verpackt auch die Empfehlung. Und Patientenaussagen über diese Behandlung. So können Sie den Wert erhöhen, so dass der Preis, den Sie dem Patienten sagen, niedrig erscheint.

Die Patienten kaufen ihnen die Gründe, *warum* Sie etwas tun, viel mehr ab, als das, *was* Sie tun.

Den Patienten ist es egal, was Sie tun. Wir setzen ein paar Veneers auf die Zähne. Nein, das ist für die Patienten kein Grund zum Kaufen.

Warum tun Sie das? Sie wollen zum Beispiel ein Lächeln schön und gleichmäßig machen, deshalb machen wir die Veneers.

Es geht nicht darum, ihm den Ablauf der Behandlung zu erklären. Es geht darum, ihm zu erklären, warum wir das tun? Das WARUM hebt den Wert.

Wir werden einige Verblendschalen auf Ihre Zähne setzen (warum), weil uns das hilft, diesen Zahn zu vergrößern, und wow, das ist wunderschön. Das ist genau der Grund, warum wir es tun. Jetzt hat es einen anderen Wert.

Davor war es nur eine Information darüber, welche Schritte Sie für den Patienten tun werden.

Das "Was" ist, welche Schritte Sie **mit** dem Patienten machen werden.

Das "Warum" ist der Grund, warum Sie es **für** den Patienten tun.

Sie verstehen den Unterschied.

Dann fassen Sie alles zusammen, was Sie ihm gesagt haben, und gehen Sie zum nächsten Schritt über, der der Verkaufsabschluss ist.

Schritt 7 - Bitten Sie um die Bestellung

Sie bitten um die Bestellung, dem Abschluss, das ist der siebte Schritt.

Bitten Sie darum, was Sie wollen. Was möchten Sie tun? Nun, Sie wollen die Behandlung durchführen. Also bitten Sie darum, lassen die Behandlung durchführen zu dürfen.

Mit anderen Worten, Sie verwenden natürlich eine dieser Techniken, die ich Ihnen gezeigt habe, eine der 10 Abschlusstechniken.

Wenn Sie nicht danach fragen oder bitten, bekommen Sie es nicht.

Schritt 8 - Erster Einwand

Und dann ist der achte Schritt Ihr erster Einwand, den sie bekommen.

Der eigentliche Verkaufsprozess beginnt erst, wenn der Patient nein sagt. Jetzt beginnt der eigentliche Verkaufsprozess. Bis dahin war es einfach. Und wenn er keine Einwände hat, ist es fließend.

Hier kommt die eigentliche Kunst des Verkaufens. Wenn der Patient Nein sagt oder Einwände hat, ist es Ihre Aufgabe, diesen Einwand so lange neu zu umrahmen, bis aus dem Nein ein Ja wird.

Einwandbehandlungstechniken werden in einem

vorhergehenden Kapitel beschrieben. Ihr erster Einwand, vielleicht, "ich melde mich wieder", "ich weiß nicht", "lassen Sie mich darüber nachdenken", die Unsicherheit ist groß.

Denken Sie daran, was Ihr Ziel ist. Ihr Ziel ist es, Gewissheit zu schaffen. Offensichtlich ist diese Gewissheit nicht geschaffen und nicht erreicht worden. Sie müssen also noch einmal zurückgehen und versuchen, diese Gewissheit aufzubauen.

Zum Beispiel mit einer Ablenkungstechnik und Looping-bildung:

"Ich höre oder sehe, was Sie sagen, aber

- Macht die Idee für Sie Sinn?
- Gefällt Ihnen die Idee?
- Sehen Sie, was ich sehe?"

Nein,
dann "warum nicht? Erzählen Sie mir mehr darüber", dann müssen Sie den Einwand entschlüsseln. Sie müssen den Grund kennen und dann feuern Sie die nächste Waffe ab.

Patient: Nein, ich sehe nicht, was Sie sehen
Sie: Warum? Warum sagen Sie das?
Patient: Nun, wegen diesem, und jenem,
Sie: Sehen Sie, die wahre Schönheit der Behandlung ist…

und dann feuern Sie die nächste Waffe ab, die Sie sich von der Präsentation aufgespart hatten. Diese Waffe haben Sie bei der Präsentation nicht abgefeuert.

Sie sollten den Einwänden zuvorkommen, Positives hinzufügen und Negatives entfernen. Es gibt viele Einwände, die immer wieder auftauchen, wie z.B. der am häufigsten genannte ist der Preis. Oder ich muss mit meiner Frau darüber sprechen und so weiter.

Man muss damit rechnen und wissen, was man sagen muss,

wenn das zur Sprache kommt.

Der Patient führt immer eine mentale Kalkulation durch. Seine negativen Kaufargumente, seine Überzeugungen und Einwände gegen Ihre positiven Kaufargumente. Es ist wie bei einer mentalen Waage, und er hat auf der einen Seite viele Kilogramm (seine Überzeugungen und Einwände), und Sie geben auf der anderen Seite positive Dinge, Kaufgründe, drauf.

Und dann wird Ihre Seite schwerer.

Dann entfernt man Einwände und Irrglauben des Patienten von seiner Seite, und seine Seite wird leichter. Dann fügen Sie neue Dinge auf Ihrer Seite hinzu, und plötzlich schwenkt die Waage in Richtung Kauf, er rechnet immer wieder diese mentale Rechnung.

Man muss seine Überzeugungen, seine Einwände herausfinden, sie herausnehmen und positive Gründe darüberlegen. Man schlägt Gründe nieder, deshalb schießt man in der Präsentation nicht mit allen Waffen. Sie schlagen die Gründe mit einigen Waffen nieder, die Sie noch haben, und plötzlich wird eine davon entscheidend sein. Es legt das Gewicht auf die Kaufseite.

Das Schöne ist, dass man nie weiß, welche es sein wird. Wird es ein emotionaler Grund sein? Wird es ein logischer Grund sein? Man weiß es nicht.

Wenn der Patient immer noch nicht überzeugt ist, gehen Sie zu Schritt Nummer neun über.

Schritt 9 – Looping - Muster

Sie gehen zurück. Wenn Sie eine Schleife (Looping) machen, müssen Sie den Grad der Gewissheit erhöhen. Es geht darum, den Grad der Gewissheit für den Patienten zu erhöhen, er sollte sich sicher sein bei

- Ihnen,
- Ihrer Behandlung,
- Ihr Team oder Ihre Praxis.

Vielleicht ist er von einem dieser drei Dinge noch nicht überzeugt. Man muss herausfinden, was es ist, und man muss sich darum kümmern.

Präsentieren Sie erneut auf eine andere Art und Weise und bitten Sie erneut um den Abschluss. Er kommt mit einem weiteren Einwand, man dreht eine Schleife (Looping) zurück, geht also wieder zurück und präsentiert erneut, um auf diesen Einwand einzugehen, den er gerade gemacht hat.

Sie erhalten den neuen Einwand, Sie beginnen die Schleife erneut, und so weiter.

Schleifen bedeutet, in dieser Abschlusssequenz zur Präsentation zurückzugehen, um mehr Sicherheit in Sie, in Ihrer Behandlung und Ihrem Team oder Ihrer Zahnarztpraxis zu schaffen.

Schritt 10 - Senkung der Handlungsschwelle

Schritt Nummer 10, senken Sie die Aktions- oder Handlungs-schwelle. Jeder hat einen Schwellenwert, bevor er eine Aktion startet oder handelt. Für viele Menschen ist er sehr hoch. Und für einige Menschen ist er sehr niedrig.

Jeder Mensch braucht ein gewisses Maß an Sicherheit. Je mehr die Gewissheit zunimmt, desto mehr nähert sie sich der Schwelle, an der er die Kaufentscheidung trifft.

Sie können entweder die Gewissheit erhöhen oder die Handlungsschwelle herunterschrauben, so dass er sich zu einem früheren Zeitpunkt zum Kauf entscheidet, obwohl seine Gewissheit nicht so hoch ist, wie sie für den normalen Zustand seiner Schwelle sein sollte.

Sie brauchen ein gewisses Maß an Sicherheit, um bequem Ja sagen zu können. Das ist bei jedem anders.

Verwenden Sie dafür Triggerwörter oder Auslösewörter (siehe auch Kapitel 22). Diese Worte senken unbewusst die Aktionsschwelle.

Schritt 11 - Anhebung der Schmerzschwelle

Und Sie können auch die Schmerzschwelle erhöhen. Wenn man sie daran erinnert, was sie nicht mögen. Wenn sie daran erinnert werden, wovor sie weglaufen wollen, ist es vielleicht ein Zahn, der so weit außerhalb des Bogens liegt oder so dunkel oder so hässlich oder so klein oder so groß ist. Eine Sache oder zwei Dinge. Wenn man den Patienten dann die ganze Zeit daran erinnert, spürt er seine Schmerzschwelle.

Wenn Sie diesen Schmerz nach oben drücken, dann braucht er nicht so viel Sicherheit, bevor er die Kaufentscheidung trifft. Die Patienten spüren das Bedürfnis mehr und senken ihre Handlungsschwelle. Indem der Patient die Schmerzschwelle anhebt, senkt er für sich selbst die Aktionsschwelle.

Schritt 12 - Patienten fürs Leben machen

Nachdem Sie den Verkauf abgeschlossen haben, ist das Wichtigste, dass mit dem Abschluss der Verkauf nicht abgeschlossen ist. Der gesamte Service, den Sie bei der Behandlung bieten, ist sehr wichtig.

Und wie Sie nachfassen, wie Sie die Kontrollen durchführen, wie Sie die Wartung durchführen. Das ist so wichtig, um Patienten für's Leben zu machen. Sie müssen erleben, dass Ihr

Kundenservice sehr wichtig ist.

Durch Ihre Nachbetreuung und Kontrolle nach der Behandlung werden die Patienten zu tobenden Fans und Empfehlern.

Und hier wieder der Verkaufsprozess oder die Abschlusssequenz.

ZIEL - Sicherheit schaffen

01 - Sofortige Kontrolle
02 - Informationen sammeln

03 - Rapport aufbauen – Eine Beziehung aufbauen
04 - Übergang

05 - Präsentation
06 - Verpacken Sie Ihre Empfehlung

07 - Bitten Sie um die Bestellung

08 - Erster Einwand

09 – Looping - Muster

10 - Senkung der Handlungsschwelle

11 - Anhebung der Schmerzschwelle
12 Patienten fürs Leben machen

Das Ziel ist es, Sicherheit zu schaffen.

Erster Schritt: sofort die Kontrolle übernehmen, als Experte wahrgenommen werden, sympathisch sein, Smalltalk.

Zweiter Schritt: Informationen sammeln. Sie müssen sehen, ob der Patient qualifiziert ist oder nicht. Ob er die Bedürfnisse hat, welche Schmerzpunkte vorhanden sind und ob er sich die Behandlung leisten kann.

Dritter Schritt: Beziehung aufbauen. Tonalität, Körpersprache, sehr wichtig.

Vierter Schritt: Machen Sie den Übergang "auf der Grundlage dessen, was Sie zu mir gesagt haben, ist dies die beste Lösung für Sie. Lassen Sie mich Ihnen sagen, warum", und Übergang zu Ihrer Präsentation.

Fünfter Schritt: die eigentliche Präsentation. Und feuern Sie nicht alle Ihre Waffen in der Präsentation ab.

Sechster Schritt: Verpacken Sie Ihre Empfehlung. Erhöhen Sie den Wert.

Siebter Schritt: Um die Bestellung bitten, den Verkauf abschließen.

Achter Schritt: der erste Einwand.

Neunter Schritt: Schleife zurück. Machen Sie die Präsentation noch einmal, packen Sie Ihre Empfehlung ein, fragen Sie nach der Bestellung. Zweiter Einspruch, Schleife zurück, machen Sie die Präsentation, feuern Sie die nächste Waffe ab, und so weiter. "Das wirklich Schöne an der Behandlung ist ..... "

Zehnter Schritt: Senkung der Handlungsschwelle

Elfter Schritt: die Schmerzschwelle anheben

Zwölfter Schritt: Patienten fürs Leben machen.

13
DIE 5 SCHRITTE DES KOMMUNIKATIONSPROZESSES

In diesem Kapitel wollen wir über die fünf Schritte des Kommunikationsprozesses sprechen. Sie werden lernen, was vor der eigentlichen Präsentation zu tun ist. Und was der Patient während der Präsentation sicher wissen muss, damit er vollständig versteht, was Sie sagen, und sich das in seinem Kopf zu eigen macht, und er bereit ist, Ja zu sagen.

Vorüberlegungen

Der Fehler Nummer eins, den wir bei der Präsentation einer Behandlung machen, ist, dass wir einen Behandlungsplan vorlegen, bevor der Patient die Konsequenzen unserer Diagnose wirklich besitzt. Damit meine ich, stellen Sie sich vor, Sie hätten bei einem der Zähne Karies diagnostiziert. Die Folgen wären also, dass die Karies immer größer und größer wird und schließlich bis zur Pulpa vordringt oder ein Zahnhöcker zusammenbricht und er statt einer Füllung ein Inlay oder Onlay oder sogar eine Krone braucht. Oder er wird eine Wurzel-kanalbehandlung statt nur einer Füllung benötigen. Das sind die möglichen Folgen Ihrer Diagnose. Er muss das verstehen, *bevor* Sie ihm Ihre Behandlungsoption anbieten.

In der zahnmedizinischen Fakultät wurden wir geschult, das Problem zu identifizieren, das Problem zu finden und dann eine Lösung zu präsentieren, aber dadurch wird der Patient aus dem Prozess ausgeschlossen. Natürlich wissen *wir*, was die Konsequenzen sind. Natürlich verstehen *wir* die Konsequenzen dessen, was wir auf dem Röntgenbild, im Mund, auf den Bildern gesehen haben, aber der Patient versteht sie nicht. Der Patient ist kein Zahnarzt.

In diesen Prozess der Präsentation müssen wir den Patienten mit einbeziehen. Wenn wir den Patienten einbeziehen, ist er eher bereit, Ja zu unseren verschiedenen Optionen zu sagen, weil er sie versteht. In der Regel sollten Sie zuerst mit dem Patienten über die Folgen sprechen, nicht über ihre Behandlung. Das ist es, was Sie tun sollten. Und wie?

In einem dreistufigen Prozess präsentieren, erklären und verifizieren Sie. Diese drei Stufen sind Schritt Nummer drei in den fünf Schritten des Kommunikationsprozesses.

Schritt 1 - Neupatienten Planungssystem

Schritt Nummer eins ein Neupatientenplanungssystem, das neun von zehn Anrufen in Patienten umwandelt, die wirklich auf Ihrem Stuhl Platz nehmen.

Es beginnt mit einer guten Kommunikation an der Rezeption. Dieses hohe Maß an Kommunikation bringt mehr Patienten herein und konvertiert mehr Patienten von den eingehenden Anrufen. Sie müssen Ihr Front-Office schulen, und Sie müssen es in der Patientenerfahrung (Patientenservice) schulen, und zwar nicht nur am Telefon, sondern auch, wenn der Patient erst einmal da ist. Dies ist ein ganz anderes Buch über Patientenerfahrung und Patientenservice und Front Office Management.

Seien Sie sich bewusst, dass der gesamte Kommunikations-prozess mit einer ausgezeichneten Kommunikation an der Rezeption beginnt. Aber dies ist ein Buch über Patientenkommunikation und Präsentationsfähigkeiten des Zahnarztes.

Schritt 2 - Gespräch vor der Untersuchung

Jemand muss mit dem Patienten sprechen, bevor wir die eigentliche Untersuchung durchführen. Wir müssen herausfinden, was mit ihnen los ist, bevor sie den Zahnarzt sehen. Normalerweise sollte dies vom Personal an der Rezeption oder vom Behandlungskoordinator erledigt werden, es hängt von der Struktur Ihrer Praxis ab.

Der Zweck dieses Vorgesprächs vor der Untersuchung besteht zunächst darin, dem Patienten den Behandlungskoordinator oder die Rezeption vorzustellen. Sie lernen Ihr Team Schritt für Schritt kennen. Sie lernen, eine Beziehung aufzubauen, und sie sprechen bei ihrem ersten Treffen nicht über Geld. Sie werden später über Geld sprechen. Wenn Sie den Fall vorgestellt haben, sie ihn akzeptiert haben und dafür bezahlen sollen. Wenn wir Schritt Nummer zwei, den Schritt des Vorgesprächs, nicht machen würden, dann wäre das Geldgespräch der erste Kontakt des Patienten mit dieser Person an der Rezeption, und das ist kein guter Ausgangspunkt für den Anfang.

Es ist viel besser, wenn sie reinkommen und herzlich und fröhlich begrüßt werden, und dann führen wir dieses Gespräch.

Der zweite Zweck dieses Gesprächs besteht darin, dass er dem Zahnarzt Informationen über den Gemütszustand des Patienten auf dem Weg zu einer idealen Zahnmedizin gibt. Wie ist der Patient auf dem Weg zu einer idealen Zahnmedizin eingestellt? Wir müssen herausfinden, und ob es Hindernisse auf dem Weg zu einer idealen Zahnmedizin gibt, wie Zeit, Finanzen oder Angst. Das müssen wir herausfinden, bevor der Patient den Zahnarzt trifft.

Sie können die Erwartungen an den Termin für den

Patienten festlegen und sicherstellen, dass seine Erwartungen erfüllt werden. Sie müssen auch herausfinden, was sie von diesem Termin erwarten.

Es deckt auch die Einstellung, Bereitschaft und Kaufkraft des Patienten auf. All diese Dinge müssen wir in diesem zweiten Schritt, dem Vorgespräch, herausfinden.

Wenn Sie später Ihre Falldarstellung mit dem Patienten durchgehen, werden Sie als Zahnarzt oder als HygienikerIn seinen Bedürfnissen und Wünschen perfekt entsprechen, weil Sie im Voraus darüber informiert sind, was seine Bedürfnisse und Wünsche sind. Der Patient wird sich sehr verstanden fühlen, und dann beginnt sich Vertrauen aufzubauen, die Erfahrung des Patienten wird viel positiver.

Und das unterscheidet Sie sehr stark von allen anderen Praxen, die Sie umgeben.

Wie sieht das Vorgespräch aus?

Der Patient kommt herein, und die Rezeption setzt sich mit diesem Patienten in den Empfangsbereich und sagt

"Hallo, mein Name ist Laura, und ich bin die Leiterin der Rezeption oder die Koordinatorin der Behandlung.

Normalerweise treffe ich mich mit jedem neuen Patienten, um sicherzustellen, dass Ihre Erwartungen für heute erfüllt werden".

Dann wartet sie auf eine Bestätigung.

"Ich fange damit an, dass ich Ihnen ein paar Fragen stelle", und dann fängt sie ein bisschen Small Talk darüber an, wo der Patient arbeitet, was er tut, wo er wohnt, woher er kommt, die Adresse, und sie schreibt all diese Daten auf. Ein bisschen Smalltalk ist da drin, und es dauert etwa 2 bis 4 Minuten, dann kommen die eigentlichen Fragen.

Die Frage Nummer eins wäre

"Was hat Sie konkret dazu veranlasst, unsere Praxis für einen Termin anzurufen?". Sie verstehen, warum der Patient uns angerufen hat. Dann

"Welche Erwartungen haben Sie an den heutigen Termin?" und Nummer drei:

"Haben Sie jemals eine negative Erfahrung in einer Zahnarzt-praxis gemacht?". Sie informieren sich über frühere Erfahrungen. Und Nummer vier:

"Was würden Sie am Aussehen oder an der Gesundheit Ihrer Zähne verbessern?" Sie finden heraus, was ihm bewusst ist.

"Und warum?". Was ist ihr Warum? Warum wollen sie das tun? Es ist sehr wichtig, dass Sie Ihre Behandlungsoption vorstellen und genau dieses "Warum" treffen.

"Sagen wir, Sie haben Probleme im Mund. Ziehen Sie es vor, die Zähne zu retten? Oder sich die Zähne entfernen zu lassen?". Was ist das für eine Frage, könnte man sagen? Es ist offensichtlich, dass sie es vorziehen würden, ihre Zähne zu retten. Das ist nicht offensichtlich. Nicht jeder ist so sehr daran interessiert, seine Zähne zu behalten oder zu retten. Sie müssen herausfinden, wie dieser Patient dazu steht, die Zähne zu retten oder sie entfernen zu lassen. Einige Leute, und ich verstehe diese Einstellung nicht, wollen einfach nur, dass die Zähne entfernt werden, wenn es irgendein Problem gibt. Natürlich müssen Sie entscheiden, ob Sie sie ethisch völlig frei nach Ihrem Gewissen entfernen würden oder nicht. Wenn nicht, schicken Sie sie einfach zu einem anderen Zahnarzt. Das tun Sie nicht. Aber Sie müssen wissen, ob er bereit ist, die Zähne zu retten und alles zu tun, was Sie tun müssen, um die Zähne zu retten, oder ob er sie entfernen lassen will.

Nächste Frage:

"Gibt es irgendetwas, das Ihnen im Wege steht, die Zahn-medizin zu bekommen, die Sie brauchen, wie Angst, Zeit, Finanzen? Lassen Sie sie diese Frage beantworten.

"Haben Sie irgendwelche Fragen an mich?".

Durch diese Frage, die der Front Office Manager oder der Behandlungskoordinator beantwortet, erfahren Sie auch die Erwartungen.

Dann fährt der Front Desk Manager oder der Behandlungskoordinator fort

- was er oder sie gefunden hat
- weswegen sie heute gekommen sind.
- fragt, ob sie zusätzliche Probleme wie Schmerzen oder Empfindlichkeit haben.
- er/sie sagt dem Patienten, dass er/sie dies mit dem Zahnarzt besprechen wird und dass dieser sich wahrscheinlich auf ein paar Dinge berufen wird.

Dann stellt der Behandlungskoordinator oder der Front Desk Manager dem Patienten seine Zahnarzthelferin vor.

Schritt 3 - 3 Etappen Präsentation

Davor
Dies ist die eigentliche Präsentation. Und bevor Sie die eigentliche Präsentation durchführen, gehen Sie durch

- die Krankengeschichte des Patienten,
- die Anmerkungen zum Vorgespräch vor der Prüfung, also das, was Ihr Behandlungskoordinator oder Ihr Front Desk Manager herausgefunden und aufgeschrieben hat. Sie gehen das einfach sehr schnell durch.
- und Ihre Diagnostik, Röntgenbilder, Untersuchung.

Wenn Sie zum letzten Punkt nichts gesagt haben, dann machen Sie die Untersuchung, machen Sie die Röntgenaufnahmen, machen Sie die Bilder, und dann gehen Sie das durch, bevor Sie mit der Präsentation beim Patienten beginnen.

Die 3 Schritte

Jetzt wissen Sie, was der Patient braucht, will und erwartet. Sie sind gut auf Ihre Präsentation vorbereitet. Dann führen Sie die Präsentation in drei Schritten durch. Sie präsentieren, erklären und verifizieren. Diese Idee basiert auf einem System, das als "problem agitate solution" bezeichnet wird und für das Schreiben von Werbetexten entwickelt wurde. Sie finden ein Problem, Sie wühlen das Problem auf, Sie bringen es an die Oberfläche, Sie lassen sie den Schmerz spüren, Schmerz im Kopf, nicht im Mund, und dann präsentieren Sie eine Lösung.

Sie müssen ihnen basierend auf emotionalen Gründen verkaufen. Die meisten Patienten werden Ihre Zahnmedizin nicht kaufen, weil es *das Richtige* ist. Die einzigen Probleme, an deren Lösung wir interessiert sind, sind die, zu denen wir eine emotionale Verbindung haben. Gesundheit ist eine sehr persönliche Angelegenheit, es besteht eine emotionale Verbindung zur Gesundheit.

Machen Sie sie durch Agitation auf die Probleme aufmerksam. Diese Aufwühlung ist für den Patienten unangenehm. Die meisten Zahnärzte sind es gewohnt, Aufwülung zu vermeiden, sie wollen unangenehme Situationen für den Patienten vermeiden.

Aber wenn der Patient mit der Situation, in der er sich befindet, nicht unzufrieden ist, will er diese Situation nicht ändern. Und Ihre Behandlungspräsentation hat genau das Ergebnis oder das Ziel, den Patienten dazu zu bringen, seine Situation zu ändern.

Sie müssen ihn dazu bringen, die negativen Folgen zu verstehen und ihnen zuzustimmen. Nur dann werden sie bereit sein, sich Ihre Lösung anzuhören.

Die dreistufige Präsentation
präsentieren, erklären, verifizieren

Präsentieren: Sie zeigen den diagnostizierten Zustand mit objektiven Instrumenten, Fotos, Röntgenbildern, dann

Erklären Sie: Sie sprechen über die Folgen der Nicht-Behandlung, das ist Ihre Erklärung und das ist der wichtigste Teil dieser Präsentation und dann

Verifizieren: dass der Patient die Diagnose so ernst nimmt, wie Sie sie sehen. Der Patient sollte sagen: Ich möchte wissen, wie man das beheben kann. Er versteht es und will das in Ordnung bringen.

Wenn er das nicht sagt, dann sollten Sie es überprüfen. Sie sollten fragen: "Was würden Sie davon halten?", oder "Was halten Sie davon?". Überprüfen Sie, ob die Patienten es verstanden haben. Sehen sie es so ernst, wie Sie die Situation sehen?

Wenn sie keinen Schmerz empfinden, ist es für sie nicht offensichtlich. Für Sie ist es vielleicht offensichtlich, aber nicht für die Patienten.

Finden Sie heraus und differenzieren Sie, was dem Patienten bewusst ist und was sich auf dem Röntgenbild oder bei der Untersuchung zeigt. Oftmals ist es sehr unterschiedlich, was der Patient wahrnimmt und was auf dem Röntgenbild oder in der Untersuchung zu sehen ist.

Sie müssen den Grad des Bewusstseins des Patienten genau dorthin hieven, wo Sie sind, indem Sie ihnen zeigen, was passiert, wenn sie nichts machen.

Sie müssen *sie* sagenlassen, dass ihnen das nicht gefällt. Sie mögen die Situation nicht, in der sie sich befinden werden, wenn Sie nichts tun würden. Und sie wollen wissen, wie Sie das in Ordnung bringen können.

Sie sollten Ihnen sagen: Das ist keine gute Situation, was können wir dagegen tun? Der Patient wird Ihnen den Grund nennen, warum er will, dass das Problem gelöst wird. Und jetzt ist er an der Lösung beteiligt. Auf diese Weise ist er sehr daran interessiert, die Möglichkeiten der Lösung dieses Problems kennen zu lernen. Und Sie stellen diese Möglichkeiten vor.

Sie müssen das Eigentum an dem Problem von Ihnen auf ihn übertragen. Was meine ich mit "Eigentum von Ihnen"? Nun, in diesem Moment gehört das Problem Ihnen. Und warum? Weil Sie das Problem diagnostiziert haben, Sie kennen das Problem und Sie sind besorgt um *sein* Problem. In diesem Moment gehört Ihnen sein Problem. Jetzt müssen Sie ihm die Verantwortung für das Problem übertragen. Wenn er sich dessen nicht bewusst ist, ist es ihm egal.

Es bereitet ihm keine Schmerzen. Das Problem gehört ihm nicht. Er hat das Problem, aber er besitzt das Problem (in seiner Vorstellung) nicht. Er muss es als *sein* Problem sehen, und das hilft natürlich auch, die Akzeptanz der Fälle und die Zahl des Einhaltens von Terminen zu erhöhen.

Der Patient muss vollständig verstehen, was, wie Sie wissen, in seinem Mund vor sich geht.

Schritt 4 - Verkaufsabschluss

Danach müssen Sie zum Abschluss übergehen. Der Abschluss ist Teil eines anderen Buches, das ich über "Verkaufstraining" geschrieben habe.

Aber man muss den Preis bequem präsentieren, abschließen und ein finanzielles Engagement erzielen. Das können Sie auf zwei Arten tun.

- Indem der Patient verpflichtet wird, einen bestimmten Betrag im Voraus zu zahlen. In diesem Fall hat er eine finanzielle Verpflichtung oder
- durch Unterzeichnung einer Einverständniserklärung, die eine finanzielle Vereinbarung beinhaltet.

Schritt 5 - Verfolgen und verbessern Sie Ihre Trichter(Funnel)statistik

Siehe auch Kapitel 6 in diesem Buch, um sich an den Verkaufstrichter zu erinnern. Es ist sehr wichtig, Ihre Trichterstatistik zu verfolgen. Die Umwandlung von Anrufen, die im Front Office eingehen, in neue Patienten, und die Umwandlung von neuen Patienten in Patienten, die ja gesagt haben, die bezahlt haben und bei denen Sie die Behandlung durchgeführt haben.

Wenn Sie diese Zahlen kennen, wissen Sie, wo Sie Ihre Kommunikationsfähigkeiten und Ihren Kommunikationsprozess verbessern müssen.

DIE PRÄSENTATION

14
GRUNDLEGENDE GEDANKEN ZU BEHANDLUNGSPRÄSENTATIONEN

In diesem Kapitel wollen wir über grundlegende Gedanken zu Behandlungspräsentationen sprechen. Sie werden die verschiedenen Voraussetzungen für eine erfolgreiche Präsentation kennenlernen und erfahren, was Sie für eine erfolgreiche Präsentation beachten und trainieren müssen.

Patienten sind nicht in der Zahnmedizin ausgebildet

Sie müssen wissen, dass Patienten nicht in der Zahnmedizin ausgebildet sind. Sie müssen sicherstellen, dass Ihre Patienten verstehen, was ohne die von Ihnen empfohlene Behandlung wahrscheinlich mit ihren Zähnen und ihrem Mund geschehen wird.

Die Patienten müssen die Konsequenzen sehen. Sie müssen das auf eine Art und Weise erklären, die sie verstehen, nicht in zahnmedizinischem Gerede. Der beste Weg ist, ihnen Bilder zu zeigen. Das geschieht bei anderen Patienten, die das gleiche Problem haben und nichts dagegen unternommen haben. Das sind die Konsequenzen, zeigen Sie ihnen diese.

Schlüsseln Sie es auf

Dann zerlegen Sie es für den Patienten in verdauliche Stücke und machen es ihm leicht, es zu kaufen. Wenn Sie den Patienten mit einem komplexen Behandlungsplan überfordern, der Tausende von Dollar kosten wird, was tut dieser Patient dann? Er schaltet seinen Verstand aus, und da er keine unmittelbaren Schmerzen hat, wird er wahrscheinlich einem anderen Lebensstil den Vorrang geben und nicht der Zahnbehandlung.

Bieten Sie mehrere Optionen für die Zahlung an

In Wirklichkeit geht es nicht darum, wie viel es kostet. Es geht darum, wie man dafür bezahlt. Ich wiederhole das noch einmal. Das Wichtigste ist nicht, wie viel es kostet. Wichtig ist, wie die Patienten dafür bezahlen.

Wie viel kostet sie das pro Monat? Wie bezahlen sie es, sie bekommen es jetzt und sie bezahlen es später.
Beispielsweise können Sie bei vollständiger Vorauszahlung einen Rabatt von 5% gewähren. Akzeptieren Sie alle gängigen Kreditkarten. Bei größeren Fällen die Hälfte im Voraus und die andere Hälfte vor Abschluss der Behandlung oder bei Finanzierung durch Dritte oder externe Institutionen wie Banken usw.

All diese Dinge sind eine Möglichkeit, es dem Patienten leicht zu machen, okay zu sagen, das ist bequem für mich. Ich werde es tun. Sie müssen mehrere Optionen für die Bezahlung angeben.

Ausdauernd sein

Wir können dem Patienten nicht nur einmal sagen, was er braucht und erwartet, und uns darauf verlassen, dass er es immer durchzieht. Das wird nicht passieren.

Sie müssen in Ihrer Erklärung hartnäckig sein. Das müssen Sie während Ihrer Präsentation immer und immer wieder wiederholen. Sie müssen von der Wichtigkeit voll überzeugt sein und sich psychologisch bereit fühlen, standhaft zu sein.

Schaffen Sie eine ruhige Atmosphäre.

Wenn Sie es im Behandlungszimmer tun müssen, wenn Sie keinen Besprechungsraum oder etwas Ähnliches haben, und Sie müssen es im Behandlungszimmer tun, dann setzen Sie den Patienten auf, Knie an Knie (ohne zu berühren), gleiche Augenhöhe, damit es für ihn nicht bedrohlich wird.

Der Patient sollte keine Informationen in einer Umgebung erhalten, die für ihn bedrohlich ist.

Visuelle Hilfsmittel verwenden

Die Menschen erinnern sich zu 90% an das, was sie sehen, und nur zu 10% an das, was sie hören. Deshalb sind intraorale Kameras, Bildgebungssysteme und digitales Röntgen großartige Lehrmittel. Sogar Ihr Mobiltelefon, machen Sie Bilder damit und zeigen Sie sie dem Patienten.

Dies hilft dem Patienten, sich als aktiver Teilnehmer an dem Prozess zu fühlen. Und es befähigt den Patienten, seine eigene Entscheidung zu treffen.

Man geht mit ihnen durch diese visuellen Hilfsmittel, zusammen mit ihnen, erklärt ihnen, was man sieht, so dass sie dasselbe sehen.

Seien Sie enthusiastisch.

Sie werten das Leben Ihrer Patienten auf. Sie helfen Ihren Patienten, ein gutes Gefühl für das zu bekommen, was sie kaufen, und vor allem für sich selbst. Das ist es, was Sie tun. Seien Sie also begeistert davon.

Sie müssen Ihren Patienten fragen, was für ihn wichtig ist, und dann stellen Sie es ihm zur Verfügung.

"Wenn es etwas gäbe, was wir an Ihrem Lächeln ändern könnten, was wäre das?" Dann sagt er Ihnen, was er ändern würde. Das ändern Sie. Das macht ihn glücklich. Sie Machen Menschen glücklich, begeistern Sie sich dafür.

Und diese Begeisterung ist ansteckend. Der Patient kauft nicht nur die Dienstleistung und das, was sie leisten kann. Er kauft nicht nur eine Behandlung und das, was die Behandlung bewirkt. Er kauft, wie er sich dabei fühlen wird. Das ist es, was er kauft.

Ihre Patienten kaufen nicht die harten, kalten Fakten über die Behandlung. Sie kaufen die Vorteile für den Menschen.

Machen Sie es so, dass es Spass macht

Machen Sie es für sie zum Spaß. Versetzen Sie sich in die Lage des Patienten. Wenn Sie das Gefühl haben, dass an Sie verkauft wird, stellen Sie die Absicht der anderen Person in Frage. Das Gegenteil geschieht, wenn Sie selbst aktiv kaufen.

Kaufen macht Spaß, verkauft werden macht keinen Spaß.

Sie verstehen den Unterschied. Kaufen ist aktiv, verkauft werden ist passiv. Es macht Spaß, Sie kaufen gerne.

Um zu wissen, wie man etwas effektiv verkauft, sollte man sich in der Regel daran erinnern, wie gerne man kauft, wenn man etwas gekauft hat, ein Auto oder einen großen Fernseher oder einen Urlaub. Als Sie das gekauft haben, wie gut Sie sich gefühlt haben. Erinnern Sie sich daran und versuchen Sie, dieses Gefühl beim Patienten zu wiederholen. Wenn er Ihre Zahnmedizin, Ihre Behandlungen kauft. Helfen Sie Ihrem Patienten, den Wert der Dienstleistung zu erkennen und die guten Gefühle zu genießen, die er sich wünscht.

Visualisieren Sie das Happy End für den Patienten und den Abschluss des Verkaufs. Ihr Ziel ist es, Ihren Patienten zu helfen, ihr eigenes Happy End zu sehen. Da Kaufen immer mehr Spass macht als, dass einem verkauft wird, erzeugt es Begeisterung. Sie helfen ihnen, das zu wollen, was sie brauchen. Wenn sie es wollen, und sie kaufen es, sind Sie glücklich darüber.

Wenn sie es nicht wollen und es nur brauchen, und am Ende kaufen sie es (weil sie es brauchen, aber nicht wollen), ist ihnen die Behandlung verkauft worden, sie haben sie nicht gekauft, und daher sind sie nicht begeistert.

Positive Körpersprache

Haben Sie eine positive Körpersprache, Ihr Körper spricht Bände. Verwenden Sie offene Gesten, positive Mimik.

Zeigen Sie Interesse an dem, was der Patient Ihnen erzählt. Achten Sie wirklich auf das, was er sagt. Zeigen Sie ihm mit Ihrem Gesicht und mit Ihrer Haltung, dass Sie aufmerksam sind, indem Sie aktiv zuhören.

Hören Sie sich ihre Gedanken an. Sprechen Sie nicht die ganze Zeit, aber hören Sie (fast) die ganze Zeit zu.

Es gibt zwei goldene Regeln für Fallpräsentationen.

Erste Regel: Je mehr der Zahnarzt spricht, desto geringer ist die Akzeptanz des Falles.

Zweite Regel: Je mehr der Patient spricht, desto höher ist die Akzeptanz des Falles.

Letztendlich gibt es nur eine Regel.

Reden Sie nicht zu viel!

Positives Denken zieht positive Ergebnisse an

Sagen Sie sich vor der Präsentation: "Ich sehe die Vorteile meiner Dienstleistungen, meiner Behandlungen. Ich sehe die Vorteile, wenn ich den Mund des Patienten berühre, das wird wirklich gut für den Patienten sein. Und ich sehe das glückliche Ende."

Entscheiden Sie sich bewusst für die Verwendung positiver Gedanken, weil sie Ihr Unterbewusstsein leiten werden. Ihr Verstand und Sie werden den Verstand des Patienten lenken.

Sehen Sie die Vorteile der Behandlungen. Kombinieren Sie dies mit der Frage, wie das Problem des Patienten gelöst werden kann. Stellen Sie sich das Happy End vor, indem Sie sehen, wie die andere Person das, was sie kauft, nutzt und davon profitiert: Veneers, Lächel-Makeover oder eine kieferorthopädische Behandlung.

Man sollte sich gut dabei fühlen, man muss es sich vorstellen, und dann fühlt man sich glücklich dabei und überträgt diese Begeisterung und dieses Glück auf den Patienten. Sorgen Sie dafür, dass sichdie Patienten während der Präsentation gut fühlen.

Ihnen ein gutes Gefühl geben

Helfen Sie den Menschen, ein gutes Gefühl für die Behandlung und für sich selbst zu bekommen. Denken Sie daran, dass Menschen aufgrund von Emotionen und Gefühlen kaufen. Sie kaufen nicht auf der Grundlage von harten und kalten Fakten. Vermitteln Sie Ihren Patienten ein gutes Gefühl für die Behandlung und für sich selbst. Wenn sie sich gut fühlen, mögen sie Sie. Wenn sie sich bei der Behandlung gut fühlen, wollen sie die Behandlung.

<u>Fragen Sie</u>

Entdecken Sie die Bedürfnisse Ihres Patienten, indem Sie ihn einfach fragen. Stellen Sie "haben" und "wollen" Fragen. Helfen Sie Ihren Patienten zu erkennen, was sie wirklich wollen.

- Was gefällt Ihnen am besten an dem, was Sie bereits haben?
- Was gefällt Ihnen im Moment am besten an Ihrem Lächeln?

Dann wissen Sie, was Sie nicht ändern müssen. Gefolgt von

- Was haben Sie nicht, was Sie wollen?
- Was hätten Sie gerne in Ihrem Lächeln, Sie nicht haben?

Dann wissen Sie, was Sie ändern müssen. Oder:

- Wäre es fair, zu fragen, was Ihnen an dem, was Sie haben, am wenigsten gefällt?

<u>Zuhören und zusammenfassen</u>

Hören Sie dem Patienten aktiv zu und nehmen Sie seine Bedenken zur Kenntnis.

Fassen Sie zusammen und paraphrasieren Sie dann, um zu zeigen, dass Sie verstehen. Sie nehmen die Worte des Patienten, Sie ändern diese Worte, Sie wiederholen einfach, was er gesagt hat.

Verbinden Sie Probleme und Lösungen miteinander.

"Aufgrund dessen, was Sie mir (Problem) über Ihr Lächeln erzählt haben. möchte ich Ihnen diese Behandlungslösung vorschlagen".

Was ein Patient wirklich wissen will, ist: "Was springt für mich dabei heraus?". Sie müssen ihm sagen, was für ihn dabei herausspringt.

Das Risiko vom Nein und der Nutzen vom Ja

Erörtern Sie das Risiko und die Folgen einer Nicht-behandlung. Besprechen Sie den Nutzen der Behandlung.
- Sie werden eine bessere Funktion haben.
- Ihre ausgezeichnete Gesundheit wird wiederhergestellt.

Anreize für den Patienten

Manchmal brauchen Patienten Anreize, um den Schritt zu wagen. Geben Sie ihnen einen Anreiz.

- Sie werden besser aussehen.

- Sie werden sich besser fühlen.

- Sie werden Ihr Essen besser schmecken.

- Ihr Lächeln wird umwerfend sein.

In diesem Stadium wird der Patient aufgrund der Anreize entscheiden.

Den Präsentationsprozess zusammenfassen

Wenn der Patient Ihnen vertraut, das Bedürfnis verspürt, etwas gegen seine Probleme zu unternehmen, weiß, dass Sie ihm helfen können, das gute Gefühl zu bekommen, das er sich wünscht.

Was könnte ihn möglicherweise davon abhalten, Maßnahmen zu ergreifen?

Nun, das ist eine gute Frage. Und das ist genau das, was Sie vielleicht fragen müssen.

Was könnte Sie möglicherweise davon abhalten, jetzt zu handeln?

Was hindert Sie daran, jetzt zu handeln?

Wenn Sie um den Abschluss bitten, und der Patient sagt, lassen Sie mich darüber nachdenken. Dann muss man sagen: Wenn alles klar ist, was hindert Sie daran, etwas zu unternehmen?

Sie müssen den Einwand verstehen. Einwände werden in anderen Kapiteln behandelt.

15
WIRKSAME FRAGEN WÄHREND
DER PRÄSENTATION

In diesem Kapitel werden wir über die wirksamen Fragen während der Präsentation sprechen. Sie werden die Ziele des Fragens und die verschiedenen Fragen, die Sie stellen sollten, kennen lernen.

Ziele beim Fragen

Das Ziel des Fragens ist es, das "Warum" des Patienten zu identifizieren. Ihr Grund

- warum sie eine Änderung wollen,

- warum sie eine Verbesserung wollen,

- warum sie wollen, dass die Zähne repariert werden.

Möglicherweise stellen Sie eine Fehlstellung oder eine ungewöhnliche Farbe und Größe der Zähne fest. Aber vielleicht ist es nicht *ihr* Grund (der Grund der Patienten), die Änderung haben zu wollen, eine Verbesserung zu haben.

Sie müssen verstehen, warum *sie* die Änderung haben wollen, und dann auf diesen Grund eingehen. Sie müssen zeigen, dass

Ihre Behandlung genau diesem Grund dient. Sie wird das Problem, dieses "Warum", lösen. Nicht irgendein anderes Problem. Dann ist es das Richtige für den Patienten, das zu tun. Das ist also der Sinn des Fragens, es geht darum, das Warum des Patienten zu identifizieren.

Sie müssen die Fragen auswendig lernen, die ich Ihnen in diesem Kapitel vorstellen werde. Suchen Sie sich einige der Fragen aus und merken Sie sie sich, so dass sie leicht kommen, wenn Sie sie stellen.

Allgemeine Fragen

Im Allgemeinen sollten Sie eine positive Körpersprache haben. Die Körpersprache ist immer wichtig. Man muss sich ein bisschen nach vorne lehnen. Augenkontakt herstellen und lächeln. Sie müssen mit Ihrer Körpersprache signalisieren, dass Sie hier sind, um zu helfen, und dass Sie das Beste für den Patienten im Sinn haben.

Das ist es, was Sie mit Ihrer Körpersprache erreichen wollen. Ohne es zu sagen, zeigen Sie es.

Vermeiden Sie auch Ja- oder Nein-Fragen. Sie müssen Fragen an den Patienten stellen, damit er anfängt zu sprechen und zu erklären, so können Sie Informationen für sich selbst sammeln. Und diese Informationen sind wichtig, damit Sie verstehen, was der Patient wirklich will.

Denken Sie an Ihr Ergebnis. Was ist Ihr Ergebnis? Die Akzeptanz der Behandlung, die Sie anbieten möchten.

Ihre Fragen zielen darauf ab, vom Patienten Informationen darüber zu erhalten, was er sich wünscht. Dann denken Sie darüber nach, was die beste Behandlung wäre, um seine Wünsche zu erfüllen, und dann erklären Sie dem Patienten die beste Behandlung später, nicht jetzt.

Was hat Sie dazu bewogen, heute hierher zu kommen?

Eine der ersten Fragen, die Sie sich stellen sollten, lautet: "Was hat Sie dazu bewogen, heute hierher zu kommen?". Damit sammeln Sie Informationen und Motive des Patienten.

Er spricht, unterbrechen Sie ihn nicht. Warum ist er gekommen? Sie schreiben auf, machen Notizen und fahren dann mit den Folgefragen fort. Das heißt, Sie machen die Notizen, und er hört auf zu reden, und dann sagen Sie:

"Sie sagten dies oder das. Können Sie das ein bisschen besser erklären?"

Das ist eine Folgefrage. Oder

"Können Sie das noch etwas präzisieren?"

Einfach so, oder wenn er sagen würde: "Ich will mein Lächeln verbessern"

"In welchem Sinne wollen Sie Ihr Lächeln verbessern?"

All diese Fragen stellen Sie im Anschluss an das, was er gesagt hat. Die erste Frage ist immer die schwierigste, und dann ergeben sich alle weiteren aus den Antworten auf die erste Frage und auf die nachfolgenden Fragen.

Was genau versuchen wir heute hier zu erreichen?

Das ist eine sehr ergebnisorientierte Frage. Wir fragen, was erwartet er? Sehr zielorientiert.

Was ist ihr Ziel? Was wollen sie? Schreiben Sie das auf. Sie werden Ihnen sagen, was sie wollen und was sie brauchen.

Es geht nicht um "Wie kann ich Ihnen helfen?". Es ist nicht die gleiche Frage.

Fragen zum Gesamtbild

Die nächste Art von Fragen ist die Gesamtbild-Fragen oder Gesamtüberblick-Fragen. Später gehen Sie auf Detailfragen ein. Bei den Gesamtbild-Fragen lassen Sie den Patienten sprechen. Verwenden Sie die Antworten, die er Ihnen gibt, später in Ihrem Verkaufsgespräch. Das heißt, wenn Sie mit dem Abschluss beginnen, wenn Sie den Patienten bitten, die Behandlung machen zu lassen, um Ja zu sagen, die Behandlung durchzuführen. Das ist ein Verkaufsabschluss. Wenn Sie dem Patienten beim Abschluss helfen, werden Sie die Antworten, die er Ihnen auf die Gesamtbild-Fragen gegeben hat, verwenden.

Sie nehmen diese Informationen, die Sie aufgeschrieben haben, und sagen dann: genau so, wie Sie mir gesagt haben, dass Sie dies und jenes wollen, bewirkt diese Behandlung dies und jenes. Dann ist es für ihn kein Problem, die Behandlung später zu akzeptieren, aber Sie brauchen diese Informationen.

Sonst weiß man nicht, was genau er sucht. Und vielleicht ist Ihre Behandlung wirklich gut, aber sie ist nicht genau das, was er sucht.

<u>Was gefällt Ihnen an Ihrem Mund nicht?</u>
<u>...und wie sollte es sein oder aussehen?</u>

Was mögen Sie an Ihrem Mund nicht? Und wie sollte er sein oder aussehen?

Lassen Sie ihn reden. Eine ähnliche, aber weichere Frage wäre das:

Wo sind Sie heute? Und wo wollen Sie mit Ihrem Lächeln oder mit Ihren Zähnen sein?

Und was würden Sie an Ihrem Lächeln ändern oder verbessern?

Was würden Sie an Ihren Zähnen verändern oder verbessern?

Was scheint das Problem zu sein?
...und wie lange haben Sie dieses Problem schon?

Dies ist eine weitere Gesamtbild-Frage. Sie zielt auf den Schmerzpunkt. Jetzt sprechen wir über ein Problem. Nicht darüber, was ihm gefällt oder nicht. Was ist das Problem? Und wie lange haben Sie das Problem schon? Der Patient beginnt, sich unwohl zu fühlen. Das ist es, was wir wollen.

Man beginnt, in seinem Geist zu suchen, in seinen Frustrationen. Sie fangen an, in seinem Geist Emotionen zu provozieren. Und das ist sehr wichtig, denn er wird Ihre Behandlung nur dann akzeptieren, wenn die Behandlung sein Problem wirklich löst. Und zu diesem Zweck muss er sich zuerst seines Problems bewusst sein. Sie fragen also direkt nach dem Problem. Das ist eine der möglichen Fragen. Kein Schmerz, kein Verkauf. Nicht Schmerzen im Mund, Schmerzen im Kopf.

Eine ähnliche Frage wäre:
Was sind Ihre größten Kopfschmerzen mit Ihren Zähnen?
Was sind Ihre größten Kopfschmerzen bei Ihrem Lächeln?

Wenn dieser Termin alles erreicht hat, was Sie sich erhoffen können, wie würde das aussehen?

Dies ist eine weitere Gesamtbild-Frage. Hier zeichnen wir im Kopf des Patienten ein Bild davon, was die ideale Situation wäre, nach der er sucht.

Eine ähnliche Frage könnte auch gestellt werden:

Wie könnte dieser Besuch für Sie ein Erfolg werden?

Der Patient sagt X,
und dann sagen Sie: Was sonst würde es zu einem Erfolg

machen?

Patient: Y
Sie: was noch?

Patient: Z
Sie: was noch?

Dann wissen Sie, wonach er sucht. Sie können viele Male fragen "was sonst noch". Und Sie schreiben alles auf. Das ist es, was er will. Das ist sehr wichtige Information für Sie.

Viele Zahnärzte gehen davon aus, dass sie wissen, was die Patienten wollen. Aber so ist es nicht. Viele Patienten wollen wirklich nicht das, was der Zahnarzt denkt. Sie müssen gefragt werden.

Viele Zahnärzte gehen davon aus, dass sie wissen, wie sie den Patienten behandeln müssen. Aber einige Patienten sind anders. Manche Patienten brauchen zusätzliche Dinge, um einen Termin zu vereinbaren, damit eine Konsultation erfolgreich ist. Sie wissen nicht, was der Patient sucht. Warum fragen Sie nicht?
Deshalb sind diese Fragen wichtig.

Was ist Ihr letztendliches Ziel?

Eine andere Gesamtbild-Frage könnte lauten: Was ist Ihr letztendliches Ziel? So verstehen Sie die Ziele und Absichten des Patienten.

Was wäre Ihre ideale Situation?

Dies ist eine weitere Gesamtbild-Frage. Fragen Sie den Patienten so konkret wie möglich zu sein.
"Seien Sie bitte sehr genau, was für Sie ideal ist"

Spezifische Fragen

Dann gibt es spezifische Fragen. Sie zielen darauf ab, den Schmerz herauszufinden. Auch hier geht es nicht um den körperlichen, sondern um den seelischen Schmerz.

Welches ist von all den Faktoren, die Sie erwähnt haben, der wichtigste für Sie?

Was versucht er letztendlich zu erreichen? Ist das wirklich der Faktor?

Letztendlich brauchen Sie nicht 100 Gründe, um eine Behandlung zu verkaufen. Der Patient braucht keine 100 Gründe, um eine Behandlung zu kaufen. Er braucht nur einen. Und was ist für ihn das Wichtigste, auf das eingegangen werden muss? Dieser *eine* Grund!

Habe ich nach jedem Detail gefragt, das für Sie wichtig ist?

Das ist eine sehr wichtige Frage. Haben wir irgendetwas übersehen? Dann kann der Patient über alles noch einmal nachdenken. Und vielleicht sagt er dann: Sind damit Schmerzen verbunden? Zum Beispiel. Dann antworten Sie: Das ist das Gute daran. Bla bla bla bla. "Das ist das Gute daran", eine der Abschlusstechniken in meinem Buch "Verkaufstraining für Zahnärzte".

Sie antworten auf alle Bedenken, die er haben könnte: Das ist das Beste daran. Das ist einer der guten Teil vom Ganzen. Und dann antworten Sie auf diesen Einwand oder diese Frage. So kann sich der Patient überlegen, was auch für ihn wichtig ist, und wir haben nicht darüber gesprochen oder er hat nicht darüber gesprochen.

Irgendwelche zusätzlichen Bedenken?
Was wollen wir erreichen? Langsam sollte sich der Patient

unbehaglich fühlen. Er empfindet das Problem als grösser als anfangs. Das ist das Wichtigste, indem man Fragen zu den Problemen stellt. Wir stellen ihm die Probleme jetzt zuerst in den Kopf. Und sie fangen für ihn an, größer zu werden. Das ist gut für uns, denn dann können wir ihm eine Lösung anbieten, an der er interessiert ist.

Wir müssen seine Schmerzen im Kopf verstärken.

Wege, nicht alle Waffen abzufeuern

Sie sollten nicht alle Gewehre abfeuern. Sie brauchen einige Gewehre für den Einwandteil.

- Besprechen Sie die Antwort des Patienten nicht. Sie fragen nicht etwas, das er beantwortet, und sagen dann: "Ich weiß, dass es so ist" Nein, lassen Sie ihn reden. Und dann, am Ende Ihrer Behandlungspräsentation, besprechen Sie die Antwort des Patienten, nicht jetzt.
- Kein Kommentar.
- Fühlen Sie die Schmerzen des Patienten, fühlen Sie, wann er wirklich aufgebracht ist oder wann er wirklich fühlt. Er spricht über etwas, das ihn stört, ein Problem. Wenn Sie das Gefühl haben, dass Sie an dem, was er gesagt hat, erkennen, was wichtig ist.
- Lassen Sie ihn wissen, dass Sie seine spezifischen Probleme verstehen. Lassen Sie ihn wissen, dass Ihnen seine Antworten wichtig sind.
- Lassen Sie ihn wissen, dass Sie alles tun werden, um ihm zu helfen, sein Ziel zu erreichen.
- Und hören Sie zu, reden Sie nicht, lassen Sie ihn reden.

Invasive Fragen

Diese Fragen dienen der Qualifizierung des Patienten. Qualifizieren bedeutet, ob der Patient die Behandlung benötigt, will, bezahlen kann und die Dringlichkeit der Behandlung als dringend empfindet oder nicht.

Sie haben alle Ihre Informationen und nun müssen Sie wissen, ob die Behandlung, die Sie ihm anbieten werden, die richtige für ihn ist und ob er sie bezahlen kann oder nicht.

<u>Wie lange haben Sie schon darüber nachgedacht?</u>

Finden Sie heraus, ob jetzt eine Dringlichkeit vorliegt. Ähnliche Frage:
Wie lange wollen Sie schon
- neue Zähne bekommen,
- eine festsitzende Prothese erhalten,
- sich die Zähne richten lassen,
- ein schönes Lächeln bekommen?

<u>Wie viel haben Sie darüber nachgedacht, in diese Behandlung zu investieren?</u>

Dies ist eine Frage des Geldes. Hier ist die Verwendung von Tonalität sehr wichtig. Zeigen Sie ihm, dass es wichtig ist, in die Gesundheit zu investieren, und Sie erwarten eine Investition.

Finden Sie heraus, ob Ihre Behandlung für ihn die richtige ist und ob er sie sich leisten kann.

Nur weiter machen, wenn beide Kriterien erfüllt sind.

16
3-SCHRITT-TECHNIK, UM PATIENTEN ZUM JA-SAGEN ZU BRINGEN

In diesem Kapitel werden wir über eine dreistufige Technik sprechen, mit der Patienten Ja zu Ihren Behandlungen sagen können. Lernen Sie die drei Schritte und wie Sie sie in der Zahnmedizin anwenden können.

Ändern
Wenn Sie wollen, dass die Menschen etwas tun, wollen Sie, dass sie sich oder etwas ändern. Sie ändern ihre gegenwärtige Situation, sie ändern ihre Meinung, und niemand will sich ändern, weil er sich wohl fühlt. Es ist schwierig, Patienten dazu zu bewegen, Ja zu sagen.

Schritt 1 - Wollen

Der erste Schritt heißt "wollen" der erste Schritt.
Stellen Sie eine planbasierte Frage. Was wollen sie, was ihre Zukunft betrifft, und dann öffnen sie sich.

- welches Lächeln

- welches Zahnfleisch

- welche Zähne wollen sie in Zukunft haben?

All dies, ausgehend von den Schmerzpunkten, die sie jetzt haben. Die Chancen stehen gut, dass ihre Kommentare positiv sind, was sie in eine positive Denkweise versetzt. In Zukunft würde ich also gerne ein strahlendes Lächeln und ein Lächeln bei der Hochzeit meiner Tochter, oder so etwas in der Art, haben.

Schritt 2 - Fühlen

Der zweite Schritt wäre das "Fühlen".

Menschen treffen Entscheidungen auf der Grundlage von Emotionen und rechtfertigen sie später mit Logik. Sie entscheiden darüber, was sich richtig anfühlt, nicht darüber, was Sinn macht oder was getan werden sollte oder was das Richtige ist. Wenn es sich richtig anfühlt, tun sie es.

Sie müssen Gefühle in ihnen hervorrufen. Der zweite Schritt besteht darin, Gefühle zu provozieren. Wie das Gefühl für die Situation und die Zukunft.

Wenn man Menschen bittet, eine Emotion zu beschreiben, bekommen (fühlen) sie in diesem Moment etwas von dieser Emotion. Mit einer Frage darüber, wie sie sich in der Zukunft fühlen würden, bringen Sie sie an einen guten Ort, wenn Sie an ihren glücklichen Punkt in der Zukunft denken.

Schritt 3 - Unbehaglich

Schritt drei: Machen Sie es ihm unangenehm. Nehmen Sie ihm die Bequemlichkeit, in der er sich gerade befindet.

Die Menschen bewegen sich nicht, um mehr Komfort zu bekommen. Aber sie bewegen sich, wenn sie sich jetzt unbehaglich fühlen.

Sie müssen ihm bewusst machen, dass er sich im Moment nicht wohl fühlt.

Was sind die Folgen, wenn wir nichts tun? Das ist sehr wichtig, das lässt seinen Komfort verschwinden. Denn der Traum, den er in Schritt eins beschrieben hat, wird nicht Wirklichkeit werden. Und obendrein können Sie ihn dazu bringen, zu erkennen, dass sich seine Situation im Moment, wo es ein Problem gibt, mit der Zeit verschlechtern wird.

Diese beiden Dinge,

- sein Traum wird nicht wahr werden und
- seine Situation wird sich verschlechtern.

Sie wollen weg von dieser doppelt schlechten Situation. Die drei Schritte sind

1 Stellen Sie eine planbasierte Frage über die Zukunft,

2 wie werden sie sich fühlen, wenn sie dort ankommen, natürlich gut.

- Was werden Sie tun?
- Was werden Sie mit Ihrem implantatgetragenen festsitzenden Zahnersatz machen?
- Was werden Sie essen?
- Wo werden Sie lächeln?
- Denken Sie an all diese Bilder, auf denen Sie ein wunderschönes Lächeln haben werden.
- Was ist mit Ihrer Enkelin? Wenn sie Ihr Lächeln liebt,

Sie bringen den Patienten auf eine Gefühlsebene. Positive Gefühle. Lassen Sie sie das beschreiben.

3 dann lassen Sie sie die Situation beschreiben, was passiert, wenn es nicht klappt?

Man muss ihnen zwei Dinge vor Augen führen. Der Traum

wird nicht wahr werden. Und zweitens wird die Situation schlimmer werden als jetzt.

Das bedeutet nicht, dass sie kaufen werden, sondern dass sie jetzt in einer Position sind, in der sie bereit sind, den Wandel zu akzeptieren.

Denken Sie daran, dass es sehr schwierig ist, Menschen zu Veränderungen zu bewegen. Sie wollen nichts ändern, weil sie sich im Moment wohl fühlen. Und sie wollen nichts ändern, um sich in Zukunft wohler zu fühlen. Sie wollen nur etwas ändern, wenn sie sich im Moment unwohl fühlen.

Präsentieren Sie eine Lösung zur Behebung ihres Problems. Das ist Ihre Präsentation.

Und indem wir sagen: Gute Nachrichten, Sie sind am richtigen Ort, wir können Ihnen helfen! Und dann erklären Sie, wie Sie ihm dann helfen werden, auf der Grundlage dessen, was er gesagt hat.

17
ÜBERWINDUNG VON BARRIEREN WÄHREND DER PRÄSENTATION

In diesem Kapitel wollen wir darüber sprechen, wie Barrieren überwunden werden können. Sie werden erfahren, was die möglichen Barrieren sein könnten und wie man sie überwinden kann. Und was Sie während der Präsentation vermeiden sollten.

Der Prozess

Da Sie nun wissen, was Sie vor, während und nach der Präsentation zu tun haben, finden Sie hier einige Richtlinien, die Ihnen durch den Prozess helfen sollen.

Zuerst müssen Sie die Tagesordnung festlegen, dann den Wert angeben und zusammen mit dem Patienten den Wert mitentdecken. Dann überprüfen Sie das Einvernehmen und gehen dann zum Abschluss über.
So schreiten Sie voran.

Zum Beispiel legen Sie die Tagesordnung fest, indem Sie sagen
"Was ich heute mit Ihnen besprechen möchte, ist, wie wir Ihr Lächeln in Ordnung bringen können". Dann entdecken Sie

gemeinsam mit einem Patienten den Wert des Lächelns:

"Dann können wir also entscheiden, was das Beste für Ihre Gesundheit und Ihre Schönheit ist".

"Wie klingt das?", hier überprüfen Sie das Einvernehmen.

"Ihr Behandlungsplan besteht aus vier Phasen. Das werden wir zuerst tun…", dann beginnen Sie mit dem Patienten den Verkaufsabschluss.

Verwenden Sie während der gesamten Präsentation eine sichere Haltung. Sie müssen selbstbewusst klingen. Sie müssen von Ihrem eigenen Angebot überzeugt sein. Wenn Sie nicht überzeugt sind, können Sie niemanden überzeugen.

Und Machen Sie positive Annahmen. Denken Sie, dass der Patient mit der Behandlung fortfahren wird.

Beginnen Sie stark in Ihrer Präsentation. Die Leute erinnern sich normalerweise an das Erste und das Letzte, was Sie sagen, und vergessen alles in der Mitte.

Verwenden Sie also einen Abschlussvermerk für das Finale. "Hier ist, wie wir Ihnen helfen werden…"

Barrieren für den Patienten

Welche Barrieren könnte es geben? Der Hauptgrund für das Zögern der Patienten ist, dass

- sie von der Notwendigkeit nicht überzeugt sind,

- sie Angst haben oder

- sie nicht bezahlen können (sie haben Geldsorgen).

Alle drei Dinge führen dazu, dass der Patient Nein zu Ihrem Behandlungsangebot sagt und keinen Termin vereinbart, um voranzukommen.

Nicht von der Notwendigkeit überzeugt

Sie haben bei der Behandlung keine Dringlichkeit und keinen Wert geschaffen. Die Folgen einer Verzögerung der Behandlung sind nicht gut genug erklärt worden. Der Schmerz im Geiste des Patienten ist nicht verstärkt worden, und es gibt kein Verständnis. Er sieht nicht, was Sie in seinem Mund sehen. Sie haben den Status und das, was passieren wird, wenn wir nichts unternehmen, nicht gut genug erklärt.

Der Patient ist sich über den Schweregrad des Problems nicht im Klaren. Der Patient glaubt, dass ich, wenn es mir nicht wehtut, warten kann, bis es mir wehtut. Viele Patienten denken das, und man muss sie aus diesem Glauben herausnehmen und in den Glauben versetzen: Wenn ich nichts tue, wird es schlimmer, und es wird viel teurer sein, das zu beheben.

Angst

Sie sollten in Komfortoptionen für Ihre Patienten investieren. Gehen Sie der Ursache der Angst des Patienten auf den Grund und sprechen Sie sie an. Und Sie müssen dem Patienten sagen, dass Sie diese Ursache beseitigen können, indem Sie für ängstliche Patienten bequeme Decken, Kissen und Anästhesie, Lachgas, Sedierungszahnheilkunde, all diese Dinge sind wichtig, die Sie in Ihrer Praxis haben sollten.

Ängstliche Patienten wissen vielleicht schon, was sie brauchen. Vielleicht sind sie überzeugt, dass es notwendig und dringend ist. Sie haben vielleicht das Geld, um es zu bezahlen, aber sie machen nicht den nächsten Schritt, weil sie die Situation fürchten.

Sie befürchten, dass es ihnen schaden könnte oder so etwas. Angst kann viele verschiedene Dinge sein. Möglichkeiten:
- das wird wehtun oder

- es wird sofort ausfallen.

Unterschiedliche Patienten fürchten unterschiedliche Dinge. Man könnte annehmen, dass sie Schmerzen fürchten, aber vielleicht fürchten sie keine Schmerzen.

- Sie befürchten, dass es zu lange dauern wird.
- Sie fürchten, dass es nicht in ihrem Mund bleiben wird.
- Sie befürchten, dass es herausfallen wird.
- Sie befürchten, dass sie hinterher empfindlich werden.

Wenn Sie nicht nach der Angst fragen, die sie haben, werden Sie nicht herausfinden, was sie fürchten. Und wenn Sie nicht herausfinden, was sie fürchten, können Sie es auch nicht erklären. Finden Sie heraus, welche Angst sie haben. Es ist nicht immer Schmerz.

Geld

Die Nummer drei sind Geldsorgen. Lassen Sie Ihre Patienten wissen, dass Sie verschiedene Zahlungsmöglichkeiten haben, dass Sie mehrere Drittfinanzierungsmöglichkeiten für Ihre Patienten zur Verfügung haben.

Lassen Sie sie wissen, dass Sie flexibel sind. Vergewissern Sie sich aber, dass der Patient sich über Ihre Parameter im Klaren ist.

Rolle des Front Desk

Die Rolle der Rezeption ist sehr wichtig. Ihr Koordinator am Empfang ist die letzte Person, die Ihr Patient sieht, bevor er die Praxis verlässt.

Er oder sie muss gut ausgebildet sein, um ein "Abschliesser" zu sein. Ich weiß, dass *Sie* den Verkaufsabschluss tätigen müssen. Aber wenn Sie den Verkauf abschließen und der

Patient immer noch nicht ganz überzeugt ist, dann muss die Rezeption (wieder) abschließen.

Die Rezeption muss für zusätzliche Fragen des Patienten bereit sein. Sie müssen in diesem Bereich geschult sein und über große sprachliche Fähigkeiten verfügen, sowohl über Finanzen als auch über zahnärztliche Verfahren.

Sie müssen auch in der Lage sein, die Körpersprache zögerlicher Patienten zu lesen und die Bedenken zu erkennen. Sie müssen diese Bedenken aus dem Weg räumen. Alles klären, alles Klar machen.

Stellen Sie sich vor, der Verkauf is beim Patienten abgeschlossen worden, aber während der Patient die Sitzung bezahlt, bemerkt die Rezeption, dass etwas nicht ganz stimmt. Dann sollte sie fragen!

"Wie kann ich Ihnen helfen, sich über das Verfahren klar zu werden?" "Nun, ich habe den Zahnarzt in diesem und jenem Punkt nicht ganz verstanden", dann erklärt die Rezeption den Rest.

<u>Was zu vermeiden ist</u>

Sie sollten die Präsentation nicht überstürzt durchgehen.

Sie sollten nicht davon ausgehen, dass der Patient Angst hat oder kein Geld hat. Viele Patienten, von denen Sie glauben, dass sie kein Geld haben, finden einen Weg, Ihre Behandlungen zu bezahlen, weil sie überzeugt sind und sie es wollen.

Zu viel reden und über sich selbst reden. Und zu wenig zuhören. Man sollte viel mehr zuhören als reden.

Sie sollten keine unnötigen Details in Ihre Präsentation aufnehmen. Das macht alles sehr verwirrend, überladen, überwältigend für den Patienten.

Sie sollten Patienten nicht zu früh für die finanzielle Diskussion entlassen. Wenn der Patient nicht bereit ist, kann er nicht in die Finanzierungsdiskussion einbezogen werden. Er muss überzeugt sein. Er muss die Behandlung vollständig wollen.

Und er muss sich über die Optionen, die er hat, und über das Verfahren selbst im Klaren sein.

18
FEHLER WÄHREND DER FALLPRÄSENTATION

In diesem Kapitel wollen wir über die Fehler sprechen, die Sie während der Fallpräsentation machen können. Sie werden die möglichen Fehler lernen, wie Sie sie vermeiden und wie Sie sie für sich nutzen können.

Sie werden sehen, dass es bei der Falldarstellung am Ende des Tages weniger um die Behandlung selbst geht. Und es geht viel mehr um den Patienten und das Verständnis des Patienten. Ich glaube, in den letzten Kapiteln haben Sie das verstanden, und eines der wichtigsten Dinge ist Ihre Körpersprache.

Fehler 1: Körpersprache nicht OK

Ihre Körpersprache sollte kongruent sein. Ihr Gesichts-ausdruck sollte wirklich zeigen

- dass Sie interessiert sind,
- dass Sie von der Behandlung begeistert sind,
- dass Sie glücklich sind
- dass Sie enthusiastisch sind.

Wenn Ihr Gesichtsausdruck einem Pokergesicht gleicht oder

Sie sogar schlechte Laune zeigen, wäre das ein Nachteil. Niemand will mit einem schlecht gelaunten Zahnarzt zusammen sein. Lehnen Sie sich zum Patienten hin vor. Halten Sie Augenkontakt auf Augenhöhe mit dem Patienten. Befinden Sie sich nicht über der Ebene des Patienten, sondern auf derselben Ebene wie der Patient.

Fehler 2: Zu viel über die Funktionen reden

Eine Funktion ist was die Behandlung macht.
Ein Nutzen ist das, was die Behandlung für den Patienten macht.

Haben Sie den Unterschied bemerkt?
Man muss über den Nutzen sprechen, nicht über die Funktionen.

Ein Beispiel für eine Funktion: die Entfernung von Zahnstein.
Was das für den Patienten macht: Sie macht seine Zähne und sein Zahnfleisch gesünder, so dass sie nicht mehr bluten. Das ist ein Vorteil, keine Funktion.

Sie konzentrieren sich auf den Nutzen, nicht auf die Funktionen. Normalerweise reden Zahnärzte zu viel über die Merkmale und Funktionen.

Die Patienten müssen immer wissen, was für sie dabei herausspringt.
Sie müssen es ihnen sagen: "hier ist genau das, was es für Sie bedeutet".

Zum Beispiel erklären Sie ein Merkmal oder eine Funktion.
"Ich habe ein Implantat in den Knochen eingesetzt". Aber fragen Sie sich, was das für den Patienten bedeutet.
"Mit einem Implantat kann ich Ihre Zähne in Ihrem Mund

fixieren. Und das macht es möglich, dass Sie einfach so auf einen Apfel beißen, ohne dass Ihnen die Zähne ausfallen oder sich die Zähne bewegen. Wirklich mit Selbstvertrauen. Sie können wieder essen!", das ist ein Vorteil, ein Nutzen. Es ist keine Funktion.

Fehler 3: Konzentration auf die "Erziehung" des Patienten

Nur Patientenaufklärung allein wird sie nicht dazu bringen, Ihren Vorschlag anzunehmen. Den Patienten zu verstehen ist der Motor, sich mit dem Patienten zu verbinden und dann hat er den Eindruck, verstanden zu werden.

Dies ist für den Patienten viel wichtiger, um ja sagen zu können, als darüber aufgeklärt zu werden, wie ein Implantat funktioniert.

"Zuerst führen wir die Operation durch, wir machen ein Loch in Ihren Knochen und setzen ein Implantat ein". Das wollen sie nicht hören.

Sie wollen hören, was für sie dabei herausspringt, und sie wollen wissen, dass Sie sich um ihre Bedürfnisse, ihre Wünsche und ihre Anliegen kümmern.

Wenn sie wissen, dass Sie sich um Sie kümmern, dann sind sie bereit, ja zu Ihrer Behandlung zu sagen. Das schafft Vertrauen.

Fehler 4: Nicht genug Zeit haben

Fangen Sie keine Präsentation an, wenn Sie nicht genug Zeit haben, fangen Sie sie gar nicht erst an. Sie werden nicht in der Lage sein, herauszufinden, was Sie brauchen, eine Beziehung aufzubauen, den Schmerz zu verstärken, Ihre Lösung zu erklären und den Patienten zu bitten, Ihre Behandlung zu akzeptieren.

Für all das braucht man Zeit. Wenn Sie nicht genügend Zeit haben, vereinbaren Sie einen neuen Termin. Wenn Sie zu beschäftigt sind, planen Sie ihn direkt vor oder nach Ihren Sprechstundenzeiten. In den meisten Fällen reichen 20 Minuten bis zu einer halben Stunde.

Fehler 5: Keine Zeit, den Patienten kennenzulernen

Dies ist ein wichtiger Punkt, Smalltalk ist wesentlich und sehr wichtig. Der Smalltalk, den man führt, bevor man überhaupt einen Spiegel in die Hand nimmt und in den Mund des Patienten schaut. Dort wird ein großer Teil der Grundlage für Vertrauen und Zuversicht geschaffen.

Die Patienten möchten, dass Sie sie besser kennen lernen. Auch in Bezug auf die Behandlung können Sie nicht nur Dinge aus ihrem Leben fragen, sondern auch in Bezug auf ihr Lächeln, ihre früheren Erfahrungen mit dem Zahnarzt und so weiter.

Sie wollen, dass Sie folgendes wissen:

- warum SIE (sie Patienten) die Behandlung wollen und
- wie es in ihr Leben passen muss.

Sie brauchen Vertrauen in Sie. Die Patienten müssen nicht wissen, warum *Sie* die Behandlung durchführen würden, sondern Sie müssen wissen, warum *die Patienten* die Behandlung wollen. Und auch, wie sie in ihr Leben passen muss. Das wäre ihr Lebensstil. Haben sie genug Zeit? Können sie unter der Woche zu Ihnen kommen oder müssen Sie einen Samstag für sie öffnen?

Wie gewinnen Sie das Vertrauen der Patienten? Vertrauensbildner könnten sein:

- Gründlichkeit während der Untersuchung, verwenden Sie Lupenbrille oder ein Mikroskop. Auch bei Ihrem Hygienetermin, der der erste klinische Kontakt Ihres Patienten mit Ihrer Praxis wäre (außer in Notfällen), wenn Ihr Hygienetermin einem strengem Protokoll folgt und das Protokoll Schritt für Schritt erklärt wird, während die Hygienefachkraft das Verfahren am Patienten durchführt. Sie haben den Eindruck, dass Sie andere Protokolle befolgen als andere. Das tun Sie nicht, aber Sie erklären dem Patienten, was Sie in diesem Moment tun. Und Sie sind die einzige Praxis, die das tut. Die Patienten nehmen also an, dass Sie etwas anderes tun, aber das tun Sie nicht. Und weil Sie (in ihren Köpfen) etwas anders machen und einem strengen Protokoll folgen, denken sie, Sie seien wirklich organisiert und sehr gründlich in dem, was Sie tun. Und das schafft Vertrauen.

- Das Erscheinungsbild der Praxis, das Erscheinungsbild von Ihnen und den Mitarbeitern schafft Vertrauen.
- Effizienz und Freundlichkeit von Ihnen und Ihrem Personal.
- Ein Gespräch über sein "Warum" zu führen. Warum der Patient die Behandlung wünscht.
- Wenn Sie zeigen, dass Sie neugierig sind auf ihre Lebensumstände, ihren Lebensstil, ihren Zeitplan und darauf, wie Sie die Behandlung einpassen können, schafft dies auch Vertrauen. Sie gewinnen ein gewisses Selbstvertrauen durch die Tatsache, dass Sie daran interessiert sind, ihnen wirklich zu helfen, weil Sie versuchen, sich an sie und nicht sie an Ihren Zeitplan anzupassen. "Nun, wir haben am Freitag Zeit, das können wir am Freitag machen". Aber was ist mit dem Patienten?

Haben Sie das verstanden? Es ist sehr wichtig, sich auf den Patienten einzustellen. Man muss sich auf die Bedürfnisse des Patienten einstellen, und dann macht man es ihm leicht, ja zu sagen. Das schafft Vertrauen.

Vielleicht hatten sie noch nie zuvor einen Gesundheitsdienstleister, der diese Art von Fragen stellt, der wirklich bereit war, auf ihre Bedürfnisse und ihren Lebensstil einzugehen. Das schafft Vertrauen.

Und all dies können Sie in weniger als 10 Minuten erledigen. Das ist nicht etwas, in das man viel Zeit investieren muss. Es sind nur fünf bis zehn Minuten Ihrer Zeit, und Sie haben einen Patienten fürs Leben, der davon überzeugt ist, dass Sie der Richtige sind und dass Sie der Beste sind.

Fehler 6: Das WIE zu viel erklären

Ein weiterer Fehler könnte darin bestehen, das "Wie" zu sehr zu erklären. Die Patienten müssen nicht genau wissen, wie Sie ihre Zähne wiederherrichten. Wie Sie das Implantat in den Knochen einsetzen, wie Sie die Verblendungen vorbereiten, wie Sie die Verblendungen zementieren. Das brauchen sie nicht.

Die Patienten müssen wissen, dass Sie verstehen, warum sie das Problem lösen wollen. Und dass Ihre Behandlungsmöglichkeit genau diesem "Warum" gerecht wird. Und wie sie zu ihrem Lebensstil passen muss.

Sie gehen davon aus, dass Sie wissen, wie man das Problem beheben kann. Sie müssen das nicht erklären (außer wenn sie fragen) oder zeigen, dass Sie viel über Zahnmedizin wissen. Sie gehen davon aus, dass Sie das wissen. Deshalb sitzen sie auf Ihrem Stuhl.

Die perfekte Aussage

Lieber Patient, ich verstehe, dass Sie sich wirklich auf (das Warum) *freuen.* Das Warum des Patienten. Zum Beispiel. Eine Frau möchte ihr Lächeln in Ordnung bringen, weil ihre Tochter heiraten wird. Warum will sie ihr Lächeln in Ordnung bringen? Zunächst einmal, weil ihre Tochter heiraten wird und sie auf den Bildern lächeln möchte. Und sie möchte an diesem Tag glücklich sein. Sie will es nicht machen, weil ihre Zähne schief stehen oder so etwas in der Art. Nein, wegen der Hochzeit. Das müssen Sie herausfinden. In diesem Fall: "Lieber Patient, ich verstehe, dass Sie sich wirklich auf die Hochzeit Ihrer Tochter freuen und auf dieser Hochzeit lächeln wollen. So, wie Sie noch nie zuvor gelächelt haben."

Ich weiß, dass das für Sie wichtig ist. Sie haben das Warum erwähnt, und Sie sagen, dass dies für sie wichtig ist und dass Sie das wissen.

Ich bin zuversichtlich, dass wir Ihnen dabei helfen können, dies zu erreichen. Was denken Sie, wird der Patient denken? Sie sind der Zahnarzt, mit dem er oder sie die Behandlung durchführen wird. Dann sagen Sie, dass Sie das schon viele, viele Male gemacht haben.

Wir haben vielen anderen Patienten in dieser Situation geholfen.

Sie haben mir auch gesagt, dass Sie unter der Woche sehr beschäftigt sind. Zusammen mit der Behandlungskoordinatorin (oder dem Front Desk Manager) *werden wir einen perfekten Plan ausarbeiten, der in Ihren Zeitplan* (Lebensstil) *passt.*

Das wäre eine sehr gute Sequenz, um durch diese Präsentation zu kommen.

Hier noch einmal:

Lieber Patient, ich verstehe, dass Sie sich wirklich auf (das Warum) freuen.

Ich weiß, dass das für Sie wichtig ist.

Ich bin zuversichtlich, dass wir Ihnen dabei helfen können, dies zu erreichen.

Wir haben vielen anderen Patienten in dieser Situation geholfen.

Sie haben mir auch gesagt, dass Sie unter der Woche sehr beschäftigt sind.

Gemeinsam mit dem Behandlungskoordinator (oder dem

Front Desk Manager) erarbeiten wir einen perfekten Plan, der in Ihren Zeitplan (Lebensstil) passt.

Die Wahrheit

Die Wahrheit ist, dass die Falldarstellung die Patienten beeinflusst, indem sie die Erfahrung vermittelt, verstanden zu werden.

Es hat nichts mit Ihrem Behandlungsplan zu tun. Es hat mit dem Eindruck des Patienten zu tun, dass Sie ihn verstanden haben. Und dann geht er davon aus, dass der Behandlungsplan, den Sie ihm geben, genau der ist, den er braucht. Sie sind der Experte.

Sie brauchen die Merkmale der Behandlung nicht zu erklären. Sie müssen ihnen zeigen, dass Sie vollständig verstanden haben, was sie brauchen. Wenn sie dieses Gefühl haben, ist die Akzeptanz der Behandlung so gut wie sicher. Nahezu 100% erledigt.

Einverständniserklärungsgespräche nach der Präsentation erfüllen Ihre medizinisch-rechtlichen Verpflichtungen, so dass Sie während Ihrer Präsentation nicht die Vor- und Nachteile, Kontraindikationen, Indikationen, die Behandlungsmöglichkeiten so ausführlich erklären müssen. Wenn der Patient darum bittet, ist es in Ordnung, diese Informationen zur Verfügung zu stellen. Aber der Patient muss davon überzeugt sein, dass Sie verstanden haben, was er braucht.

Fehler 7: Fragen, die Sie nicht stellen sollten

1 Was verwenden Sie jetzt? Und wie läuft es für Sie?
Diese Fragen sind nicht schlecht, aber stellen Sie keine zweiteiligen Fragen. Stellen Sie zuerst einen Teil, lassen Sie ihn reden. Und dann den anderen Teil.

2 Fragen, die der Patient während des Gesprächs bereits beantwortet haben könnte. Er wird denken, dass Sie ihm nicht zugehört haben. Und es klingt roboterhaft. Als ob Sie einem Skript folgen würden. Sie können einem Skript folgen, Sie können Fragen aufschreiben, die Sie immer stellen müssen, aus dem Kapitel über wirksame Fragen. Sie könnten sich einige Fragen heraussuchen und diese Fragen immer und immer wieder stellen, bei jedem Patienten, dann haben Sie natürlich ein Skript. Wenn aber, bevor diese Frage auftaucht, der Patient in seinen Aussagen diese Frage bereits beantwortet hat, ohne dass Sie diese Frage gestellt haben, brauchen Sie diese Frage einfach nicht mehr zu stellen, weil sie bereits beantwortet ist. Das würde zeigen, dass Sie nicht zuhören und dass Sie einem Skript folgen, und es wäre ein schneller Weg, Ihr Geschäft zu verlieren.

Fehler 8: Kein Interesse zeigen

Stellen Sie sich vor, der Patient spricht zu lange. Sehr lange darüber, wie sehr er Fussball liebt, zum Beispiel im Smalltalk, denn gestern war ein Spiel und er liebt Fussball und im Smalltalk spricht er viel darüber. Und dann fragt er Sie, ob Sie Fussball mögen. Und Sie sagen höflich:

Nein, ich mag Fußball nicht. Ich mag mehr Tennis.

Warum würden Sie das sagen? Sagen Sie das nicht. Auch wenn Sie Fußball hassen, sagen Sie es nicht. Sie sagen stattdessen:
Ich würde es gerne einmal ausprobieren, oder
Ich habe heutzutage nicht genug Zeit, um tiefer in die Sache einzusteigen, aber ich würde es gerne tun.

Das war's. Also machen Sie ihm klar, dass Sie keine Ahnung von Fußball haben, aber nicht, weil Sie es hassen, sondern weil Sie keine Zeit haben. Und der Fussball ist nur ein Beispiel.

<u>Erinnern Sie sich daran</u>

Denken Sie daran, dass Sie genau wie sie sein müssen.

Ihre Körpersprache und Tonalität zeigen ihnen, dass Sie dem Patienten helfen wollen.

ZUSÄTZLICHE TIPPS UND TRICKS

19
AKTIVES ZUHÖREN

In diesem Kapitel wollen wir über aktives Zuhören sprechen und darüber, wie Sie dies mit Ihrem Patienten umsetzen können. Sie werden lernen, Patienten sprechen zu lassen und wie Sie Signale senden können, die anzeigen, dass Sie sind immer noch aktiv sind und ihnen zuhören.

Dies ist ein sehr kleines Kapitel darüber, wie man den Patienten zum Sprechen ermutigt, und Sie hören einfach zu, machen sich Notizen und ziehen die Daten, die Sie benötigen heraus.

Zahnärzte reden zu viel. In der Regel reden sie zu viel mit dem Patienten, je mehr der Zahnarzt spricht, desto geringer die Akzeptanz des Falles, und je mehr der Patient spricht, desto höher die Akzeptanz des Falles.

Ich habe das in vielen Kapiteln wiederholt.

Zuhören

Zuhören ist ein aktiver Akt des Versuchs zu verstehen, was jemand zu Ihnen sagt. Sie müssen sich auf den Patienten konzentrieren. Während er spricht, denken Sie nicht: "Was werde ich darauf antworten?". Nein, lassen Sie ihn reden und konzentrieren Sie sich auf das, was er sagt.

Wiederholen Sie regelmäßig, was er sagt. Sie sagen:

Um sicher zu sein, dass ich verstehe. Es klingt, als würden Sie dies und das sagen.
Oder
Wenn ich Sie richtig verstehe, sagen Sie dies und das.

Dies zeigt, dass Sie zuhören. Zuerst zeigt es, dass Sie zuhören. Und zweitens gibt es ihm die Möglichkeit, zu klären, wenn Sie etwas missverstanden haben.
Wiederholen Sie von Zeit zu Zeit, was er sagt. Wiederholen Sie einfach, was er gerade gesagt hat, um sicherzugehen, dass Sie richtig verstanden haben, und um ihm die Möglichkeit zu geben, es Ihnen klarzumachen, falls Sie es missverstanden haben.

Wenn Sie eine Frage haben.

Bevor Sie fortfahren, lassen Sie mich sichergehen, dass ich es verstehe.
Und dann stellen Sie Ihre Frage, oder
Vorhin sagten Sie dieses und jenes, können Sie mir das näher erläutern?

Dann müssen Sie zeigen, dass Sie zuhören.

Die Körpersprache ist wichtig.

Nicken Sie mit dem Kopf.
Halten Sie während des Sprechens Augenkontakt mit dem Patienten.
Sie sagen, huh, mm-hmm, Mm-hmm.
Oder Sie sagen ja. Oder okay.

Nur um zu zeigen, dass Sie ihm folgen, dass Sie ihn verstehen und dass Sie da sind, präsent, dass Sie mit ihm zusammen sind.

Und machen Sie Notizen. Nicht mit dem Computer, mit Papier und Bleistift. Das geben Sie später in den Computer ein, aber machen Sie sich Notizen. Und das zeigt, dass Sie beschäftigt sind, aber nicht unterbrechen.

Versuchen Sie, den Patienten nicht zu unterbrechen, während er spricht. Das ist für den Patienten sehr hilfreich, damit er alles, woran er denkt, erklären kann. Und nachdem er aufgehört hat, können Sie Folgefragen stellen.

Lassen Sie ihn mehr und mehr reden, und Sie können Fragen stellen, die Sie für Ihr Verständnis brauchen, um die Dinge zu klären.

20
VERPACKEN SIE IHREN WERT

In diesem Kapitel wollen wir über das Geschenk-Verpacken Ihres Wertes sprechen.

Sie werden den Unterschied für Ihren Wert erfahren, wenn Sie ihn (im übertragenen Sinn) verpacken und wie Sie es in der Zahnmedizin anwenden.

Das beste Beispiel, um Ihnen die Geschenkverpackung Ihrer Behandlung zu erklären um deren Wert zu steigern, ist das Beispiel eines Kugelschreibers oder einer Uhr.

Stellen Sie sich einen Stift oder eine Uhr in einem beliebigen Geschäft vor. Sie liegt auf dem Tisch oder in einer großen Schachtel, zusammen mit 200 anderen Stiften oder Uhren.

Was kostet der Stift oder die Uhr? Sie würden sagen, nicht sehr viel.

Nehmen Sie nun diesen Kugelschreiber oder diese Uhr und legen Sie sie in einen Ständer aus Plexiglas. Nur 12 Kugelschreiber oder 12 Uhren befinden sich auf dem Ständer, und der Name des Herstellers steht oben auf diesem Plexiglasständer und er steht in einem schönen Kaufhaus, wo man ihn kaufen kann.

Wie viel kostet der Kugelschreiber oder die Uhr jetzt? Nun, mehr. Sie hat mehr Wert, der Preis ist höher.

Nun stellen Sie sich diesen Stift oder diese Uhr in einer hölzernen, hochwertigen Schachtel vor. Und diese Schachtel befindet sich in einem großen Glaskasten mit einem Scheinwerfer darauf. Und sie befindet sich in einem der besten Geschäfte der Stadt. Und um an diese Uhr oder diesen Stift zu gelangen, müssen Sie mit dem Personal sprechen, um diesen Glaskasten und den Holzkasten zu öffnen.

Nun noch einmal: Was kostet der Stift oder die Uhr? Viel, viel, viel mehr. Aber natürlich. Was ist also der Unterschied zwischen diesen drei Beispielen?

Es ist alles *rund um* die Sache, die Sie zu verkaufen versuchen. Es ist nicht nur die Behandlung, die das Geld wert ist. Es sind all die Dinge, die dazugehören oder um sie herum vorhanden sind.

Sie berechnen nicht nur die Behandlung, sondern auch alles andere.

Je klarer Sie alle Dinge, die Ihre Behandlung betreffen, erklären, desto einfacher ist es für Sie, die Unterschiede gegenüber Ihrer Konkurrenten zu artikulieren.

Der Patient wird Ihre Behandlung immer mit der Behandlung anderer Konkurrenten vergleichen. Aber:

- Ihr Service ist besser,
- Sie sind für die Behandlung hoch qualifiziert, weil Sie sich sehr gut weitergebildet haben,
- Ihr Personal ist besser ausgebildet,
- Ihr Kundenservice ist außergewöhnlich,
- Ihre Garantien sind viel höher,
- Sie verwenden die besten Materialien aller Zeiten.

Das müssen Sie kommunizieren. Die Patienten sehen nur,

dass Sie eine Krone anfertigen werden, und ein Konkurrent wird ebenfalls eine Krone anfertigen und dann die beiden Preise vergleichen.

Es liegt an Ihnen, erstens einige zusätzliche Dinge auf die Behandlung draufzulegen und zweitens diese mitzuteilen.
Informieren Sie alle über die zusätzlichen Dinge, die sich um Ihre Behandlungen herum befinden. Sobald alle diese Extras kennen, werden sie Sie nicht mehr sofort mit den anderen Konkurrenten vergleichen.

Sie müssen herausfinden, was die Konkurrenten ebenfalls zusätzlich zu den Behandlungen haben. Wenn diese Konkurrenten es nicht mitteilen, dann nimmt der Patient an, die Konkurrenz macht nur die Behandlung und nicht etwas anderes um sie herum.

Die Patienten werden dann nur die Behandlung der Konkurrenten mit Ihrer Behandlung vergleichen, zuzüglich aller Vorteile, die Sie für Ihren Patienten zusätzlich zur Behandlung erbringen. Nun ist der Preisunterschied gerechtfertigt und der Preisunterschied ist gut.

Für die Patienten ist es nun einfacher, diesen Wert zu finden. Preis und Wert sind nicht dasselbe. Der Preis ist der Preis, den Sie sich ausdenken. Der Wert ist für jeden anders.

Für manche Menschen hat es einen hohen Wert, weiße Zähne zu haben. Für andere ist es ein niedriger Wert, aber der Preis ist immer derselbe. Wenn ich weiße Zähne für sehr wichtig halte. Weiße Zähne haben für mich einen hohen Wert, der Preis liegt unter meinem Wert. Für mich sieht der Preis billig aus.
Wenn es für mich nicht wichtig ist, weissere Zähne zu haben, ganz und gar nicht, dann ist mir der gleiche Preis zu hoch.

Damit die Menschen sehen, dass Ihr Wert höher ist als Ihr Preis, müssen Sie den Wert vor den Augen des Patienten stellen.

Lassen Sie mich Ihnen ein Beispiel nennen. Wenn eine Ihrer Hände der Preis und die andere der Wert ist. Stellen Sie sich vor, Sie schauen auf einen Patienten und legen die Preis-Hand nach vorne in Richtung dieses Patienten, genau aus der Sicht des Patienten, was erscheint dann größer? Natürlich die Preis-Hand. Der Preis erscheint größer als der Wert, aber wenn Sie die Wert- Hand vor die Preis-Hand legen, dann erscheint der Preis (die Preis-hand) plötzlich nicht mehr so hoch, so groß und so wichtig.

Das ist die Idee, Ihren Wert zu verpacken. Wer hat nicht schon einmal etwas für mehr Geld gekauft, als er gesagt hat? Jeder! Wenn man ein Auto kaufen will, hat man ein gewisses Budget, und am Ende gibt man mehr aus. Wenn man irgendwo hinfahren will, hat man etwas im Sinn, und am Ende gibt man mehr aus. Das passiert bei fast jeder Dienstleistung. Am Ende geben Sie vielleicht mehr aus, als Sie dachten.

Es ist wichtig zu wissen, dass die Menschen kein Budget im Kopf haben. Und zweitens ist es wichtig zu wissen, dass alle Ihre Behandlungen und alle Ihre Preise höher sind, als die Menschen dachten, dass sie kosten würden.

Obwohl Ihr Preis niedrig ist, ist er immer noch höher, als sie dachten, dass es kosten würde. Aber die Menschen haben Wünsche, und das ist wichtig. Sie sind bereit, für diese Wünsche zu bezahlen.

Was Sie tun müssen, ist, auf diese Wünsche einzugehen, wie finden Sie sie heraus? Mit Ihren Fragen zu Beginn des Verkaufsprozesses.

Und dann geben Sie Ihrer Behandlung einen Mehrwert, der den Wünschen des Patienten entgegenkommt. Und drücken Sie immer diesen heißen Knopf der Wünsche, die der Patient hat.

Die Menschen kaufen, was sie wollen, nicht, was sie brauchen. Überschätzen Sie also niemals die Bedürfnisse. Sie müssen herausfinden, was sie wollen.

Ihre Aufgabe ist es, diesen Wunsch zu verstärken, und Ihren Wert vor den Preis zu stellen. Und dann, nachdem Sie den Wert gezeigt haben, bringen Sie den Preis mit einem so absoluten Selbstvertrauen zur Sprache, dass Sie glauben, dass er es wert ist.

Nachdem Sie den Wert aufgebaut haben, nachdem Sie Ihre Behandlung mit dem Wert als Geschenk verpackt haben und Sie deutlich gemacht haben, dass sie sehr viel Wert hat. Dann kommen Sie und sagen, es sind nur 1000 Euro.

"Es sind nur 1000 Euro", mit Vertrauen in Sie, Ihr Team und Ihre Behandlung.

Wenn **Sie** nicht überzeugt sind, können Sie nicht überzeugen. Wenn Sie also nicht an sich, Ihre Behandlung und Ihr Team glauben, erwarten Sie bitte nicht, dass jemand anderes daran glaubt.

Zuerst müssen Sie überzeugt sein. Und wenn man überzeugt ist, dann ist es ansteckend und der Patient spürt es.

Wie kann man also in der Zahnmedizin Geschenkverpackung betreiben? Wenn Sie eine Zahnarztpraxis eröffnen wollen, dann tun Sie das in einer der besten Regionen Ihrer Stadt, wobei Ihr Standort an erster Stelle steht. Ja, Sie müssen mehr Miete zahlen, und so weiter. Aber es lohnt sich, Ihre Preise zu erhöhen und sie auf einem hohen Niveau zu halten. Das ist es, was hochwertige Marken in jeder Stadt tun. Sie suchen die beste Nachbarschaft oder die besten Straßen der Stadt und stellen dort die Geschäfte auf. Sie müssen viel mehr Miete zahlen, aber das ist es wert, weil die Gewinnspannen höher sind.

Es geht auch darum, wie Sie sich verhalten, wie Sie sich kleiden, wie Sie sprechen, wie Ihre Praxis aussieht. Wenn Sie also bereits eine Praxis haben, lohnt es sich, diese Praxis so umzugestalten, dass sie viel besser aussieht, damit sie Ihren Preis wert ist.

Ihr Personal, wie gut es geschult ist, wie es den Kundendienst leistet.

Ihre Garantien, Ihre Technologie, Ihre Implantatpass. Wenn Sie also die fortschrittlichste Technologie einsetzen, sehen die Leute das und dann ist das natürlich ein Mehrwert für Ihre Behandlung.

Ihr Implantatpass, wenn Sie die Implantate setzen, lassen Sie den Patienten nicht einfach losziehen. Sie geben ihnen eine Art Implantatpass.

Sie können dasselbe für Kronen, Veneers und sogar für Füllungen tun, wenn Sie wollen. Wie eine Garantiekarte.

Sie können auch eine Broschüre oder einen Pass für Ihre Prophylaxebehandlungen anfertigen. So hat der Patient den Überblick. Ich bin jedes Jahr oder sogar zweimal im Jahr dort gewesen. Das ist gut. Man setzt einen Stempel ein und dann ist es schön. Alles natürlich mit Ihrem Logo.

Und dann, wie Sie Ihre Veneers präsentieren, wenn sie gerade hereingekommen sind, in einer kleinen Schachtel, und sie sind im Wasser, und Sie nehmen sie heraus, das hat keinen großen Wert.

Sie sollten in einem schönen Rahmen und auf eine schöne Art und Weise präsentiert werden. Wenn Ihr Zahntechniker sie nicht in einer netten Art und Weise präsentiert, bringen Sie sie einfach selbst in eine sehr schöne Präsentation, bevor der Patient hereinkommt. Das sieht er: Wow, das ist eine qualitativ hochwertige Arbeit.

Das müssen Sie tun. Wenn Sie das nicht tun, können Sie Ihren Preis nicht rechtfertigen, wenn Ihre Preise weit höher sind als die anderer Wettbewerber.

Und zum Beispiel auch, wie Ihre Zahnaufhellungs-Kits zum Mitnehmen aussehen. Ob sie schön aussehen, ob sie Anleitungen enthalten, die schön und gut gemacht sind. Ob es für den Patienten leicht zu handhaben ist. All diese Dinge sind sehr wichtig.

Auch in der Kieferorthopädie: beispielsweise hat Invisalign™ seine Take-Home-Sets für den Patienten verbessert. Es sieht jetzt sehr hochwertig aus.

21
KLEINE TIPPS UND TRICKS
FÜR FALL-PRÄSENTATIONEN

In diesem Kapitel wollen wir über kleine Tipps und Tricks für Ihre Falldarstellung, Ihre Behandlungspräsentation sprechen. Sie werden kleine Dinge lernen, die Sie beachten oder ändern müssen, um Ihre Präsentation noch erfolgreicher zu machen.

Einen Samen im Geist pflanzen

Nummer eins ist das Einpflanzen eines Samenkorns in den Verstand des Patienten. Wie macht man das? Was Sie tun können, ist, den Patienten in die Richtung denken zu lassen, in die Sie ihn denken lassen wollen.

Wie können wir ein Kind wissen lassen, dass eine Geschichte kommt? Wenn Sie sagen: "Es war einmal", wenn Sie das sagen, dann entspannen sich die Kinder und denken, das wird jetzt gut werden. Und dann öffnen sie ihren Geist, sie sind jetzt bereit, Informationen und Bilder und Geschichten zu bekommen und darüber nachzudenken, was Sie ihnen erzählen. Sie öffnen sich, sie entspannen sich und sie sind glücklich.

Natürlich kann man zu einem Patienten nicht sagen: "Es war einmal". Aber Sie können die Erwachsenenversion von "Es war einmal" verwenden, um den Verstand des Patienten für Ihre Informationen zu öffnen oder ihn für Ihre Informationen empfänglich zu machen.

Was ist diese Erwachsenenversion? Die erwachsene Version ist

"Stellen Sie sich nur mal vor"

Sagen Sie "stellen Sie sich nur mal vor", und dann geht der Verstand des Patienten in die von Ihnen beschriebene Richtung. Übrigens, Sie können nicht NICHT über etwas nachdenken, das Ihnen jemand erzählt.

Wenn ich Ihnen sage: Denken Sie jetzt nicht an einen Elefanten, was Sie in Ihrem Kopf sehen, ist ein Elefant, Sie können nicht NICHT an einen Elefanten denken. So funktioniert das.

Sie sagen also, stellen Sie sich nur mal vor, und dann öffnet man den Geist und kann den Samen pflanzen.

Stellen Sie sich nur mal vor, wie es sich anfühlen wird, ein wunderschönes Lächeln zu haben. Der Patient denkt über das Gefühl eines schönen Lächelns nach.

Stellen Sie sich nur mal vor, was Ihr Mann oder Ihre Frau sagen wird, wenn er oder sie Sie mit diesem umwerfenden Lächeln sieht.

Sie pflanzen Ideen in den Kopf des Patienten
- Stellen Sie sich nur mal das Gefühl vor
- Stellen Sie sich nur mal vor, wie zuversichtlich Sie sich fühlen werden, wenn Sie beim nächsten Geschäftstreffen, bevor Sie den Abschluss machen,

Ihr wirklich selbstbewusstes Lächeln zeigen.

Wenn Sie wissen, dass Ihr Patient eine Geschäftsfrau oder ein Geschäftsmann ist. Nehmen Sie einfach einige alltägliche Situationen, in denen sie leben, und jetzt sollten sie sich diese täglichen Situationen erfolgreich vorstellen, wegen dieser neuen Verbindung, diesem neuen Lächeln, oder mit ihren neuen Zähnen, mit ihren festen Zähnen auf Implantaten.

- Stellen Sie sich nur mal vor, wie zuversichtlich Sie beim nächsten Familientreffen sein werden. Wenn Sie in einem Restaurant essen gehen. Das ist für diese Patienten sehr viel wert.

Sie können es nicht vermeiden, sich selbst in diesem Szenario zu sehen. Und Sie haben bereits viel gewonnen.

Man benutzt 'Stellen Sie sich nur mal vor', um Visionen für Dinge zu schaffen, die Patienten wirklich wollen. Sie wollen darauf zulaufen.
Sie können aber auch 'Stellen Sie sich nur mal vor', um Visionen von Dingen zu schaffen, von denen sie wegkommen wollen.

Sie: Stellen Sie sich nur mal vor, Sie sind bei einem Familientreffen in einem Restaurant und Ihr Gebiss fällt heraus.
Patient: Oh, das will ich nicht.
Sie: Wir können das vermeiden. Bla bla bla bla ...

Sie können die Schmerzen auch 'Stellen Sie sich nur mal vor' verstärken, und dann machen Sie weiter,

"Wäre es nicht sinnvoll, heute dies oder das zu tun, um Sie dazu zu bringen, diese Situation zu vermeiden? "

Das ist eine sehr gute Situation für die Zukunft, dass Sie

seinen Geist geöffnet haben, um das jetzt zu sehen.

Wäre das nicht sinnvoll?

Weil es in der Tat Sinn macht, haben Sie den Patienten bereits angewiesen, es zu wollen.

Verwendung des Zeitplans

Beginnen Sie niemals eine Präsentation, wenn Sie keine Zeit haben, sie zu beenden. Wenn Sie einen neuen Termin vereinbaren müssen, sagen Sie, dass Sie mehr Zeit für den Patienten benötigen und diese Zeit, die bis zum nächsten Patienten bleibt, nicht ausreicht.

Lassen Sie sie nicht wissen, was sie brauchen. Lassen Sie sie nicht wissen, dass Sie drei Implantate benötigen, sagen Sie das nicht. Geben Sie ihm keinen Hinweis, was er braucht, und geben Sie ihm keinen Hinweis darüber, was es kosten wird.

Wenn sie fragen, sagen Sie dies:
"Ich muss die Röntgenbilder durchgehen. Ich muss einige Messungen vornehmen. Ich werde Ihnen bei Ihrem Beratungsbesuch alle Möglichkeiten aufzeigen".

Dies zeigt auch, dass Sie ein System haben, dem Sie folgen, ein strenges Protokoll. Sie sind sehr gründlich in dem, was Sie tun. Über solche Dinge wollen Sie jetzt nicht einfach so reden.

"Ich werde eine halbe Stunde oder eine Stunde meiner Zeit beiseite legen, nur um mich mit Ihnen zu treffen und genau das zu tun. Ich werde mich bei dieser Beratung auf Sie konzentrieren".

Nicht einmal einen kleinen Hinweis, was er braucht oder was er erwarten wird. Wenn Sie aber sehr beschäftigt sind, dann planen Sie für den Patienten vor oder nach Ihrer Sprechstunde oder während der Mittagspause.

Sie nehmen sich eine halbe Stunde vor oder eine halbe Stunde nach der Sprechstunde oder während der Mittagspause Zeit, um sich einfach mit dem Patienten hinzusetzen und diese Behandlungspräsentation durchzugehen.

Verwendung des Hygienetermins

Betrachten Sie jeden Patienten, als wäre er neu.

Die Dentalhygienikerin muss die Akte durchgehen, bevor er oder sie den Patienten sieht,

- was diagnostiziert wurde und
- was noch nicht getan worden ist.

Es gibt also noch einige Dinge, die getan werden müssen. Dann sollte er oder sie das aufschreiben, bevor er oder sie den Patienten trifft. In der Regel sollte sie zu Beginn des Tages die Hygienepatienten des Tages durchgehen.

Warum sollte sie das tun? Während des Hygienetermins spricht sie noch einmal an, was noch nicht getan wurde. Es ist wichtig, der früheren Diagnose nicht zu widersprechen. Wenn es schlimmer geworden ist, ist zu erklären: "Erinnern Sie sich an das letzte Mal, als wir Ihnen von diesem Problem erzählt haben? Jetzt ist es schlimmer geworden. Jetzt ist es sehr dringend, dass es angesprochen wird". Aber natürlich nur, wenn es wirklich wahr ist.

Wenn es nicht wahr ist, sagen Sie trotzdem: "Erinnern Sie sich, was wir beim letzten Mal zu diesem Thema gesagt haben? Nun, das Thema ist immer noch da, und mit der Zeit wird es wahrscheinlich noch schlimmer werden".

Und die Dentalhygienikerin kann sagen: "Hören Sie, wenn Sie ein neuer Patient wären, würden wir Ihnen sagen, was Sie tun sollen". All diese diagnostizierten Probleme, die noch nicht gemacht wurden.

Wenn sie ein neues Problem findet, kann sie das ansprechen und auch aufschreiben, denn sobald der Zahnarzt hereinkommt, liest er genau den Zettel, auf dem er die diagnostizierten Dinge sieht, die noch nicht gemacht wurden, und vielleicht die neuen Probleme, die sie sieht, dann macht er die Untersuchung und spricht all diese Probleme an, und es ist durchgehend konstant, der Patient hat die gleichen Dinge noch einmal wiederholt gehört.

Der Zahnarzt sollte mit der Dentalhygienikerin auf derselben Seite stehen. Deshalb schreibt sie für jeden Patienten dieses Blatt Papier auf. Und sobald er den Raum betritt, nimmt er dieses Blatt Papier und er wird darüber informiert, was er mit dem Patienten besprechen soll.

Er sollte genau die gleichen Dinge wiederholen. Konstanz ist sehr wichtig.

Zeit

Wie viel Zeit benötigen Sie? Das hängt davon ab, ob es sich um eine kleine oder große Behandlungspräsentation handelt. Kleine Präsentationen benötigen weniger Zeit, 10 bis 15 Minuten, große Behandlungspräsentationen eine halbe Stunde oder sogar eine Stunde.

Aber es hängt auch davon ab, wie die Einstellung des Patienten ist, ist er ein ängstlicher Patient, dann braucht man mehr Zeit, um die Dinge zu erklären und ihn dazu zu bringen, die Dinge so zu sehen, wie Sie sie sehen.

Je nach Umfang der Behandlung und der Ängstlichkeit des Patienten benötigen Sie mehr oder weniger Zeit.

Während

Vermeiden Sie dann während der Präsentation Technizismen, vermeiden Sie Fachbegriffe.

Nehmen Sie den Druck aus sich heraus. Wollen Sie nicht verzweifelt, dass sie ja sagen. Wenn Sie wollen, dass sie ja sagen, dann sind Sie zu steif. Erwarten Sie, dass die Patienten Nein oder Ja sagen. Aber gehen Sie davon aus, dass sie ja sagen werden. Sie müssen nicht auf die Idee fixiert sein, dass sie ja sagen müssen. Gehen Sie davon aus, dass sie ja sagen werden, aber wenn sie nein sagen, ist es okay.

Wenn Sie das "Nein" fürchten, sind Sie sich psychologisch selbst im Weg.

Gebühren

Der Arzt oder Zahnarzt muss das Geld besprechen. Sie werden hören, Ärzte oder Zahnärzte sollten nie über Honorare sprechen, und sie werden auch hören, Ärzte sollten über Honorare sprechen.

Sie sollten zumindest eine Vorstellung davon vermitteln, denn Sie sind die Autorität, Ihre Preise werden von Ihnen festgelegt. Es klingt viel logischer und viel akzeptabler, wenn Sie als Autorität die Gebühren vorlegen, als wenn Sie sie vom Rezeptionsleiter vorgelegt werden.

Wenn Sie sagen, es sind nur 500 Euro, dann klingt das für sie viel besser. Das verleiht dem, was Sie sagen, und dem, was Sie geplant haben, Glaubwürdigkeit. Danach sagen Sie einfach: Wie möchten Sie es bezahlen? Oder: Wie würden Sie sich normalerweise darum kümmern?

Und Sie informieren, dass die Rezeption Ihnen die verschiedenen Zahlungsmöglichkeiten erklären wird.

Emotionen

Zahnmedizin ist sehr emotional. Gesundheit, das Aussehen der Zähne. Menschen lächeln. Das ist sehr emotional.

Mit Nadeln und Bohrern, beängstigende Dinge, innerhalb des Mundes zu hantieren. Die Zahnmedizin ist auch in guten Dingen sehr emotional, denn ein schönes Lächeln steigert Ihr Selbstwertgefühl, es macht Sie schöner, lässt Sie ein viel besseres Sozialleben führen. Aber es gibt auch beängstigende Dinge, negative Dinge. In beiden Extremen ist die Zahnmedizin also sehr emotional, und die Menschen kaufen auf der Grundlage von Emotionen und rechtfertigen mit Logik.

Also, wie sie sich fühlen werden, wie die Menschen ihr neues Lächeln betrachten werden. Diese Emotionen, die aufkommen, muss man ansprechen. Lassen Sie sie sehen, wie es sie gesünder machen wird.

Aber wenn sie dafür bezahlen müssen, brauchen sie Logik, um die Emotionen zu rechtfertigen, die sie hatten, als sie sich für die Behandlung entschieden. Sie müssen ihnen helfen, damit es logisch sinnvoll ist, etwas zu kaufen:

- mögliche Konsequenzen. Wenn sie sehen, dass, wenn sie die Behandlung nicht machen, etwas Ungünstiges passieren wird, dann ist das ein gutes Argument.
- Qualität und Garantien,
- Ihre Qualifikationen, Ihr Hintergrund, Ihre Ausbildung, die Ausbildung des Personals.

All diese Dinge helfen ihm oder ihr, die emotionale Entscheidung, Ihre Behandlung fortzusetzen, mit Logik zu rechtfertigen.

Anhebung des Dental-IQs

Wenn Patienten dasselbe über Zahnmedizin wüssten wie ein Zahnarzt, würde die Akzeptanz der Fälle steigen? Natürlich! Wenn sie dasselbe über Zahnmedizin wüssten, würden sie die Behandlungsoption sofort akzeptieren.

Klären Sie sie auf, wann immer Sie können, und nutzen Sie Analogien. Was ist eine Analogie? Lassen Sie mich Ihnen erklären: Anstatt zu sagen

Okklusion oder dem Patienten okklusale Probleme zu erklären, können Sie sagen, stellen Sie sich vor, Sie haben ein Auto mit vier abgefahrenen Reifen und Sie ersetzen nur drei davon. Diese drei werden schneller abgenutzt, als wenn Sie alle vier Reifen ersetzt hätten.

Er versteht das. Wenn er fragt, können Sie nur die oberen Zähne machen? Nein. Warum? Wegen dieses als "Okklusion" bezeichneten Beispiels.

Füllung versus Krone. Der Patient braucht eine Krone, aber warum nicht eine Füllung? Wie erklären Sie die verschiedenen Dinge?

In Ihrem Fall wäre das Ausfüllen wie mit Spachtel. In einigen Fällen ist es in Ordnung, eine Füllung zu machen. In Ihrem Fall wäre es so, als würden Sie Spachtelmasse verwenden, wenn Sie in Wirklichkeit ein Stück Trockenbauwand müssen.

Und in Ihrem Fall wäre eine Krone die Lösung.

Prophylaxe versus Kürettieren und Wurzelglätten, was nicht dasselbe ist, natürlich nicht, Sie wissen es, aber der Patient weiß es nicht. Reinigen ist wie Autowaschen. Scaling und Rootplaning ist wie eine Karosseriearbeit an Ihrem Auto machen. Wenn Ihr Auto eine Karosseriearbeit braucht und Sie ihn einfach zur Waschanlage bringen, wird das das Problem nicht beheben.

Sie verstehen die Beispiele besser, wenn Sie Analogien verwenden. Für weitere Analogien kann ich ein Buch mit dem Titel "Dental Analogies" empfehlen, das von Dr. Waters und Dr. Powell geschrieben wurde.

Zeigen

Während der Fallpräsentation können Sie Dinge zeigen. Und Hilfsmittel verwenden, um den Patienten alles verständlich zu machen:

- Intraorale Kameras
- oder Sie nehmen Ihre Handykamera. Wenn Sie keine Intraoralkamera haben, nehmen Sie eine Handykamera mit einem LED-Lichtring, der an das Telefon geklemmt wird, und einige Intraoralspiegel, um aus den Bereichen, die Sie zeigen wollen, gute Bilder zu machen. Und benutzen Sie einen Lippenabhalter. Das ist alles, was Sie brauchen.
- Modelle.
- Röntgenaufnahmen,
- Software wie DDS GP™ oder so etwas in der Art,
- oder kurze Videos auf YouTube über die Verfahren, sehr kurze Videos, Ein-Minuten-Videos, Halbminuten-Videos, höchstens zwei Minuten Videos über die Verfahren, damit sie sehen, was passieren wird, und dann konzentrieren Sie sich auf das "Warum" des Patienten und was passiert, wenn wir nichts gegen die Situation unternehmen.

Wahrscheinlich

Verwenden Sie das Wort "wahrscheinlich".

Bringen Sie die Patienten dazu, dies zu sehen:

Der Zustand, den Sie jetzt haben, wird sich *wahrscheinlich* verschlechtern.

Sie können nicht versprechen, dass es schlimmer wird. Stellen Sie sich vor, Sie sagen, Ihr Zahn wird schlimmer und dann bekommen Sie eine Wurzelbehandlung und so weiter. Und fünf Jahre vergehen, ohne dass diesem Zahn etwas passiert wäre. Was sagt er dazu? Er denkt, dass Sie kein guter Zahnarzt sind. Natürlich sind Sie ein guter Zahnarzt. Natürlich wird das, was Sie gesagt haben, passieren, aber Sie können nicht sagen, wann.

So, und wenn es nicht in den nächsten fünf Jahren geschehen würde, sagt er: Der Zahnarzt war nicht korrekt in dem, was er sagte.

Nun, damit er sieht, was passieren wird, sagt man nicht "das wird passieren". Sie sagen "das wird *wahrscheinlich* passieren", "das wird sich *wahrscheinlich* verschlimmern". Das ist viel besser.

Öffnen Sie die Person für Ihren Vorschlag

Erinnern Sie sich daran, dass Sie den Geist der Menschen mit "Stellen Sie sich nur mal vor" öffnen? Ein anderer Satz lautet:

"Wie aufgeschlossen wären Sie... mich Ihnen zeigen zu lassen, wie..."

-   wir Ihre Zähne reparieren,
-   oder wie wir Ihr Lächeln wirklich schön machen können.

Wie aufgeschlossen wären Sie? Die Leute sehen sich selbst gerne als aufgeschlossen. Niemand gibt zu, dass er engstirnig ist.

Sie würden sofort zustimmen. Ja, ich bin aufgeschlossen. In diesem Moment haben Sie ihren Geist wirklich geöffnet.

Niemand gibt zu, dass er engstirnig wäre. Und dann erklären Sie Ihre Behandlungsoption. Und sie hören genauer zu.

Positive Energie

Seien Sie positiv, haben Sie positive Energie während der Fallpräsentation, seien Sie glücklich. Verwalten Sie Ihre Emotionen. Sie übertragen sie durch Ihren Tonfall und Ihre Körpersprache.

Ordnen Sie Ihre Gedanken neu, wenn Sie unglücklich sind, konzentrieren Sie sich neu, zeigen Sie dem Patienten, dass Sie glücklich sind. Lassen Sie den Patienten mit einer glücklichen positiven Einstellung. Das ist sehr wichtig, um das "Ja" zu bekommen.

Helfen Sie ihm, seine Stimmung zu heben. Er wird Sie mögen, Sympathie ist eines der Überzeugungsprinzipien. Jeder ist gern mit Stimmungsaufhellern zusammen.

Vermeiden Sie Ja/Nein-Fragen

Daraus erhalten wir keine Informationen. Fragen Sie stattdessen,

"Was wird Ihrer Meinung nach passieren, wenn Sie nichts dagegen unternehmen?"Oder
"Welche der drei Optionen ist Ihrer Meinung nach am besten für Sie geeignet?"

Dann erhalten Sie mehr Informationen darüber, was er braucht, was er denkt, worüber er besorgt ist.

Die ersten 7 Sekunden

Die ersten sieben Sekunden sind die wichtigsten. Sie bestimmen Ihren Erfolg.
Menschen beurteilen Sie danach, ob sie

- Ihnen vertrauen,
- Sie ein guter Kerl oder ein gutes Mädchen sind (Sie sind sympathisch),
- Sie kompetent sind in dem, was Sie tun.

In nur etwa sieben Sekunden. Das tun sie. Was können wir tun, um ihre Meinung in diesen sieben Sekunden zu beeinflussen?

- Nonverbale Kommunikation,
- Körpersprache,
- Augenkontakt,
- der Handschlag,
- Lächeln Sie größer, als Sie es für in Ordnung halten,
- 60 Zentimeter Abstand zwischen Ihnen und dem Patienten. Seien Sie kein enger Gesprächspartner. Niemand mag enge Gesprächspartner. Gehen Sie ein wenig weg, in einem bequemen Abstand, dringen Sie nicht in die Privatsphäre von 60 Zentimetern Raum ein.

  Kommen Sie nicht zu nahe.
- Seien Sie anwesend. Seien Sie die ganze Zeit mit Ihrem Geist präsent. Zeigen: Ich bin hier, um Ihnen zu helfen.

DIE EINWÄNDE

22
IHR ERSTES NEIN

In diesem Kapitel werden wir darüber sprechen, was zu tun ist, wenn Sie Ihr erstes "Nein" erhalten. Wir werden lernen, wie man das Spiel ändert und wie man Ablenkung und Looping einsetzt.

Obwohl Ablenkung und Looping später im Buch noch einmal vorkommen werden, werden Sie sich mit diesen Begriffen vertraut machen.

Am Anfang geht es nur darum, wenn ein Einwand aufkommt oder wenn ein "Nein" zu Ihnen gesagt wird, wie Sie reagieren. Zuerst einmal, keine Panik. Sie müssen das Spiel ändern.

Sie bekommen Ihr erstes Nein, na und? Mit dieser Situation müssen Sie rechnen. Der Patient hat Angst vor dem Kauf, das ist normal. Es ist normal, einen Einwand zu bekommen. Ein Einwand in der Form von "Nein" und ein Einwand in der Form von "Ich muss darüber nachdenken". Damit sollten Sie rechnen. Tun Sie so, als hätten Sie es als natürlich erwartet.

Gehen Sie einfach vorwärts und seien Sie vorbereitet. Deshalb muss man wissen, wie man mit Einwänden umgeht und wie man den Verkauf abschließt.

Dies ist Teil des Verkaufsprozesses. Wie man Fragen stellt, ist Teil des Präsentationsprozesses und der Patientenkommunikation.

Wann ist der schlechteste Zeitpunkt, um darüber nachzudenken, was Sie sagen werden? Es ist dann, wenn man es tatsächlich sagt.

Hier kommt also ein "Nein" und dann muss man überlegen, oh, wie kann ich darauf reagieren? Und die Worte kommen nicht. Sie bekommen Angst vor der Situation, das merkt der Patient. Sie machen einen unprofessionellen Eindruck. Nicht gut.

Der Zeitpunkt, an dem Sie es tatsächlich sagen, ist der schlechteste Zeitpunkt, um darüber nachzudenken, was Sie sagen werden. Man muss vorbereitet sein.

Das bedeutet, dass Sie über ein Instrumentarium von Möglichkeiten verfügen müssen, das Sie öffnen, etwas herausholen und als Antwort formulieren können. Rüsten Sie sich mit Werkzeugen aus, und dieses Buch soll Ihnen die Werkzeuge für Einwandtechniken und den Verkaufsabschluss geben. Lernen Sie die Möglichkeiten der Einwandbehandlung kennen.

Sie müssen auch Ihren Geist, Ihren inneren Zustand ändern. Sie müssen positiv eingestellt sein. Sie müssen das "Nein" erwarten, aber auch erwarten, dass er am Ende "Ja" sagen wird. Seien Sie dem gegenüber positiv eingestellt.

Seien Sie positiv über Ihre Behandlung, Ihre Fähigkeiten, Ihr Team und Ihren Patientenservice. Wenn Sie all dies positiv bewerten, wird er auf keinen Fall am Ende "Nein" sagen.

Es gibt einen Weg, am Anfang, in der Mitte, aber nicht am Ende nein zu sagen. Am Ende wird er es bei Ihnen machen lassen, Sie müssen dieses Vertrauen haben. Und dieses Vertrauen, diese Gewissheit (denken Sie daran, Sie verkaufen Gewissheit), diese Gewissheit ist ansteckend.

Nicht immer, aber sicherlich die meiste Zeit, sagt der Patient dann, "lassen Sie uns das Machen". Sie müssen Ihre Meinung ändern und Ihre Worte ändern.

Wenn der Patient mit einem Problem auftaucht, dann sagen Sie statt Probleme: Herausforderungen. Denn Probleme sind Hindernisse, und sie sind entmächtigend, und das überwältigt Sie. Es überwältigt den Patienten, wenn Sie beide es als Problem sehen.

Aber wenn man es als Herausforderung sieht, ändert sich die Sichtweise. Gewöhnlich stellt man sich den Herausforderungen. Herausforderungen überwindet man. Das ist wie bei einem Sport.

Es gibt keine Probleme. Es gibt Herausforderungen. Das ist sehr wichtig. Sie müssen das Spiel ändern, Ihre Einstellung, die Einstellung ist alles.

Anstatt zu denken, dass sie nicht kaufen werden, müssen Sie denken, dass sie das Größte auf Erden kaufen werden, deshalb werden sie kaufen.

Sie beginnen mit dieser Einstellung. Jetzt sind Sie vorbereitet. Sie erwarten es, Sie verhalten sich so, als hätten Sie es erwartet. Als wäre es das Normalste, dass alle in diesem Moment nein sagen.

Sie sind zuversichtlich und geben dem Patienten dieses Vertrauen.

Sie müssen auch Ihre Stimmung ändern. Ihren Verstand und Ihre Stimmung.

Sie können der beste Verkaufsabschliesser auf der Erde

sein. Aber wenn Sie sich in einem Zustand der Unsicherheit befinden, wenn Ihre Stimmung unsicher ist (ich weiß nicht, heute ist kein guter Tag ist. Alles ist falsch. Ich bin aufgewacht und mit einem linken Bein aufgestanden), ist das nicht gut. Wenn Sie in dieser Stimmung sind, sicher, dann sind Sie nicht einmal in der Lage, eine Tür zu abzuschliessen.

Es ist dasselbe, wenn Sie ein Elternteil sind. Sie können der beste Elternteil der Welt sein, aber wenn Sie sich in diesem Moment in einem Zustand der Ungeduld befinden, werden Sie (in diesem Moment) nicht in der Lage sein, gute Eltern zu sein oder eine gute Erziehung zu leisten. Jeder versteht das.

Dasselbe gilt für den Verkauf. In diesem Moment muss man gute Laune haben. Und wenn man sie nicht hat, muss man sie ändern, kontrollieren.

Weil der Patient jetzt auf dem Stuhl sitzt und Sie die Behandlung jetzt verkaufen können und nicht später. Seien Sie sich also Ihres Zustands bewusst und managen Sie ihn.

Ablenkung

Der Patient hat einen Einwand, und Sie wollen die Bedenken des Patienten beiseite schieben, ohne das auszusprechen. Das heisst, Sie machen dem Patienten nicht bewusst, dass Sie seinen Einwand beiseite geschoben haben. Sie sagen nicht: "Gut, okay, lassen wir das beiseite. Aber lassen Sie mich Ihnen erklären, dass wie die Sache ist".

Das wäre unhöflich und beleidigend für den Patienten. Die Ablenkung ist eine Methode, um genau das zu tun. Aber ohne es zu sagen. Wie macht man das? Man lässt die Bedenken des Patienten beiseite, und dann geht man wieder in ein Gespräch und bringt ihn dazu, Ihre Lösung zu lieben. Wir nennen das auch Looping (das Looping kommt nach der Ablenkung). Sie gehen zurück in ein Gespräch und versuchen auf andere Weise, ihm die Vorteile zu erklären, denn offensichtlich überzeugt ihn die Art und Weise, wie Sie es bisher gemacht haben, nicht. Woher wissen Sie, dass es ihn nicht überzeugt? Er hat Ihnen gegenüber einen Einwand.

Sie müssen zurückgehen. Und wenn Sie zurück gegangen sind, können Sie es noch einmal versuchen. Aber um zurück zu gehen, müssen Sie zuerst seinen Einspruch bearbeiten.

Bei der Ablenkmethode teilen Sie dem Patienten mit, dass Sie es bemerken und das Sie seinen Einwand registrieren. Sie sagen,

"Ich höre oder sehe, was Sie sagen".

Sie sagen nicht, dass Sie es verstehen. Das würde ihm den ganzen Nutzen bringen. Sie sagen, ich höre, ich sehe.
Wenn Sie das getan haben, gehen Sie und sagen

"aber lassen Sie mich Ihnen eine Frage stellen".

Also,

"Ich sehe, was Sie sagen, aber lassen Sie mich Ihnen eine Frage stellen.
-   Macht die Idee für Sie Sinn?
-   Gefällt Ihnen die Idee?
-   Sehen Sie die Idee so, wie ich die Idee sehe?".

So was in der Art. Das ist Ablenkung. Das ist eine der einfachsten Techniken.

Looping

Looping (Schleifen) bedeutet, nicht direkt zu fragen, warum der Patient sich weigert. Wenn eine Besorgnis aufkommt, müssen Sie sich mit dieser Besorgnis oder diesem Einwand befassen. Und danach müssen Sie dem Patienten noch einmal erklären, warum Sie der Beste sind, warum Ihr Team das beste ist und warum diese Behandlung für ihn die beste ist. Verkaufen Sie Ihre Behandlung erneut.

Feuern Sie die nächste Waffe ab, und in diesem Moment muss ich Ihnen eine Grundidee des Verkaufsprozesses erläutern. Eine Grundidee ist, dass Sie in Ihrer Präsentation nicht alle Ihre Waffen abfeuern. Sie lassen einige Gewehre (oder auch Schießpulver genannt) für die späteren Einwände ungefeuert. Wenn Sie in der Präsentation alle Ihre Schusswaffen abfeuern und er dann mit einem Einspruch kommt, und Sie haben nichts mehr zu sagen, weil Sie bereits alle Schusswaffen abgefeuert haben, während Sie Ihre Behandlungsmöglichkeiten vorgestellt haben, wäre das keine gute Situation.

Mit Gewehren oder Schießpulver meinen wir die Argumente für unser Angebot. Die Vorteile für den Patienten. Wenn dann ein Einwand auftaucht, beschäftigen Sie sich mit dem Einwand. Dazu benötigen Sie die Instrumente des Kapitels Einwand-behandlung. Und danach machen Sie eine Schleife (Looping), gehen zurück und feuern dann die nächste Waffe ab.
Beispiel:

"Ich höre, was Sie sagen.
- Und lassen Sie mich dies auf eine andere Art und Weise sagen.
- Und lassen Sie mich dies sagen, die wahre Schönheit dieser Behandlung ist..." (und dann feuern Sie Ihre nächste Waffe ab).

Sie sprechen von Ihrer nächsten Waffe.

Normalerweise müssen Ihre Gewehre auf die

Schmerzpunkte des Patienten feuern. Der Patient hat Ihnen gesagt, wovor er davonläuft, was ihm nicht gefällt, und natürlich ist "das wirklich Schöne" an der Behandlung genau die Fähigkeit, diese Probleme zu beheben. Später können Sie dann erklären, warum und wie. Aber zuerst bauen Sie den Wert wieder auf.

Wenn Sie nicht genügend Informationen hatten, dann machte es keinen Sinn, vom Fragenteil in den Präsentationsteil überzugehen...... dieser Fehler provoziert Einwände.

Auf jeden Fall. Sammeln Sie so viele Informationen wie möglich, wählen Sie Ihre Waffen aus und starten Sie dann die Präsentation, ohne alle abzufeuern, da Sie einige von ihnen (wahrscheinlich) für den Abschlussprozess benötigen werden.

23
EINE EINFACHE IDEE
ZUM UMGANG MIT EINWÄNDEN

In diesem Kapitel geht es um eine einfache Idee, wie mit Einwänden umzugehen ist. Sie basiert auf der einfachen Idee der drei F, der man folgen kann. Sie müssen nur diesen drei Schritten folgen, die auf den drei F's basieren. Und das können Sie jedes Mal tun, wenn ein Patient mit Einwänden aufwartet. Es ist sehr einfach.

Wenn ein Patient mit einem Einwand kommt, dann ist das ein Widerstand, den er leistet. Der Patient baut Widerstand gegen Ihr Angebot, Ihren Behandlungsplan, Ihre Anregung auf.
Er gibt Ihnen alle Arten von Einwänden, egal welche Art von Einwand, es ist ein Einwand.
Sie müssen diese Energie umlenken, um zum Abschluss zu kommen. Mit dieser Drei-F-Methode. Und so funktioniert sie:

Das erste F ist Fühlen.

Im ersten Schritt müssen Sie Einfühlungsvermögen zeigen. Aber nicht nur vorgetäuschte Empathie, sondern echte Empathie. Sie müssen diesen Einwand verstehen. Stemmen Sie nicht gegen den Einspruch. Bekämpfen Sie ihn nicht. Streiten Sie nicht. Versuchen Sie stattdessen, dies zu sagen:

"Wissen Sie was? Ich verstehe, wie Sie sich fühlen". Oder "Ich kann sehen, woher Sie kommen. Ich verstehe Sie." Sie müssen das Wort "fühlen" nicht unbedingt verwenden. Oder nur "Ich verstehe, ja". So was in der Art. Sie müssen echtes Einfühlungs-vermögen zeigen.

Das zweite F ist Fühlte.

Schritt zwei: Lassen Sie den Patienten sehen, dass er nicht allein ist.

"Andere Patienten fühlten sich genauso". Oder "Mir ging es genauso".

Viele Menschen haben sich genauso gefühlt, genauso gedacht oder das gleiche Problem gehabt.

Das dritte F is Fand oder Gefunden.

Schritt drei: Zeigen Sie ihnen die Lösung. "Hier ist, was die anderen Patienten fanden (oder gefunden haben)".

Das sind die Leute, die das gleiche Gefühl, das gleiche Problem, den gleichen Einwand hatten. Und dies (Sie zeigen ihnen Ihre Behandlungslösung) ist ihre Schlussfolgerung.

Also: "Lieber Patient. Ich verstehe, wie Sie sich **fühlen**, andere Patienten **fühlten** genauso. Und sie **fanden**, dass es sich so sehr gelohnt hat, diese Behandlung durchzuführen, dass sie dachten, sie hätten es schon Jahre vorher tun sollen."

Dies ist der dreistufige Weg zur Behandlung von Einwänden. Natürlich müssen Sie es nicht wie ein Roboter machen. Sie müssen es auf natürliche Weise tun. Wenn man es genug trainiert, geht es leicht.

24

DIE HÄUFIGSTEN EINWÄNDE UND WIE MAN MIT IHNEN UMGEHT

In In diesem Kapitel werden wir über die häufigsten Einwände und den Umgang mit ihnen sprechen. Sie werden die Grund-gedanken der Einwandbehandlung kennen lernen und erfahren, wie Sie für jeden Einwand mit Werkzeugen ausgestattet werden und wie Sie professionell mit den Einwänden umgehen können.

Bei allen möglichen Einwänden müssen Sie darauf achten, dass Sie nicht in Panik geraten, keine Angst, keine Panik, erwarten Sie es.

Jeder Patient hat Angst vor dem Kauf, Angst davor, die falsche Entscheidung zu treffen. Angst davor, ausgelacht zu werden, weil er eine Entscheidung getroffen hat, die nicht in Ordnung war. Es ist also normal, dass Patienten nicht sofort kaufen wollen.

Einwände sind nur unbeantwortete Fragen. Man muss Einwände als unbeantwortete Fragen betrachten, also muss man sie nur beantworten.

In Wirklichkeit ist es nicht so einfach. Aber das ist der Grundgedanke. Die Grundidee ist, dass ein Einwand eine beantwortete Frage ist. Es ist also nicht etwas, das eine Ablehnung wäre.

Die Patienten sind oft unentschlossen. Man muss ihnen einfach durch den Prozess helfen, die richtige Entscheidung zu treffen.

Das nennt man Einwandbehandlung und Verkauf. Wann immer sie mit einem Einwand kommen, wie zum Beispiel

- Ich muss mit jemandem sprechen,

- Ich muss darüber nachdenken.

- Der Preis ist zu hoch.
- Die Behandlung ist zu lang, zu kurz.

Welcher Einwand auch immer, dann sollten Sie sich so verhalten, als hätten Sie erwartet, dass er genau dies sagt, obwohl Sie vielleicht etwas anderes erwartet hätten. In dem Moment, in dem er sagt: "Der Preis ist zu hoch". Und Sie denken, dass der Preis wirklich gut ist, dann sollten Sie sich so verhalten, als hätten Sie erwartet, dass er genau das sagt.

Die Grundidee ist, dass Sie davon überzeugt sein sollten, dass Sie die richtige Person sind, um die Behandlung durchzuführen, und dass die Behandlung das Richtige für diesen Patienten ist, und dass Ihr Team das richtige Team ist, um alle zusammen diese Behandlung durchzuführen, Sie und Ihr Team.

Es gibt drei Dinge, von denen der Patient überzeugt werden muss:

- Sie,

- Ihre Behandlung und

- Ihr Team

Sie müssen auch davon überzeugt sein, dass Sie, Ihr Team und die Behandlung das Beste sind, was diesem Patienten passieren wird, damit Sie ihm helfen können, die für ihn beste

Entscheidung zu treffen.

Lassen Sie mich darüber nachdenken

Wenn er sagt: Lassen Sie mich darüber nachdenken, in Wirklichkeit sagt er dies:

Das ist eine Übersetzung von "Lassen Sie mich darüber nachdenken".

- Ich habe das Geld nicht.
- Ich sehe den Wert nicht.
- Ich sehe nicht die Dringlichkeit, warum ich es jetzt kaufen muss oder warum ich die Behandlung sofort durchführen muss. Ich sehe diese Dringlichkeit nicht.
- Ausgehend von dem, was Sie mir gesagt haben, halte ich das für keine gute Idee für mich.

Irgendwie bedeutet das zusammenfassend: "Ich vertraue Ihnen noch nicht genug". Das können Sie ändern. Es gibt Ihnen die Gelegenheit, es zu ändern. Gott sei Dank gibt er Ihnen also einen Einwand. Jetzt haben Sie die Gelegenheit, das zu ändern, das Vertrauen in Sie, in die Behandlung und in Ihr Team zu vertiefen, zu vergrößern.

Wie machen Sie das?

Eine Möglichkeit ist, dass Sie es **vorwegnehmen** können. Wenn Sie denken, dieser Patient könnte ein Patient sein, der sich diesen Satz einfallen lassen wird, dann nehmen Sie das vorweg oder **formulieren Sie** es **vor**.

Sie sagen zu Beginn des Gesprächs:

"Der Zweck dieses Besuchs, liebe Patientin, ist es, zu sehen, ob es gut ist, die Behandlung gemeinsam durchzuführen, Sie und wir. Am Ende haben Sie drei Dinge, die Sie mir sagen können:

Das erste ist: Ja, wir machen das, und das ist in Ordnung.

Die zweite Sache ist nein. Und das ist für mich völlig in Ordnung. Ich möchte, dass Sie wissen, wenn Sie nein sagen, ist das völlig in Ordnung. (Natürlich werden Sie dieses Nein nehmen, und diesen Einspruch bearbeiten. Sie werden sie fragen, warum sie nein sagt, und ihre Gründe herausfinden und dann auf diese Gründe eingehen).

Und das Dritte, was Sie auch sagen könnten, aber ich möchte nicht, dass Sie es sagen, ist: Ich möchte darüber nachdenken.

Also, nach meiner Erfahrung, liebe Patientin, was die Leute mit "Ich möchte darüber nachdenken" meinen, ist "Nein". Also, entweder ja oder nein am Ende dieses Gesprächs oder am Ende dieses Termins, okay?

Da muss sie zustimmen.

Und dann machen Sie Ihre Präsentation, Sie stellen Ihre Fragen, Ihre Präsentation, und Sie behandeln einige Einwände, auf die sie vielleicht kommt, und dann sagen Sie:

"Also, lassen Sie uns dies und das machen (Ihr Abschluss). Sie sagten mir, Sie würden mir sagen, ob Ja oder Nein. Und nicht, Lassen Sie mich nicht darüber nachdenken."

Wenn er nein sagt, dann können Sie sagen "Nun, es ist das Geld, nicht wahr?"

Ja. Und dann können Sie nach Finanzierungsmöglichkeiten suchen oder die Zahlungen aufschlüsseln, es ihm leichter machen, das zu bekommen, was gut für ihn ist: die Behandlung.

Wenn sie sagen: "Lassen Sie mich darüber nachdenken", dann wollen sie in Wirklichkeit "Nein" sagen. Das bedeutet, dass Sie ihnen nicht genug Wert vermittelt haben. Verwechseln Sie nicht Preis und Wert. Der Preis ist das, was Sie sich ausgedacht haben. Sie haben der Behandlung einen bestimmten Preis gegeben. Vielleicht denken Sie jetzt nach: "Ich habe diesen Preis nicht genannt. Es ist der Preis in meiner Umgebung". Nicht gut gemacht!

Wenn es der übliche Preis in der Stadt oder in der Gegend ist, wer diktiert Ihnen den Preis? Die anderen Zahnärzte! *Sie* sollten den Preis für Ihre Behandlungen diktieren, nicht die anderen Zahnärzte. Trotzdem hat sich jemand diesen Preis ausgedacht. Und der Preis ist etwas, das dem Wert entsprechen kann oder über dem Wert oder unter dem Wert liegt.

Der Wert ist individuell. Für jeden Patienten ist er anders.

Wenn ein Patient also eine hohe Dringlichkeit und ein hohes Bedürfnis hat, seine Schmerzpunkte so stark sind, dass er aus dieser Situation herauskommen möchte, und diese Behandlung hilft, diese Situation zu lösen und ihn aus dieser Situation herauszuholen, dann wird die Behandlung vom Patienten hoch geschätzt, sie hat einen sehr hohen Wert.

Aber offensichtlich haben Sie ihnen in Ihrer Behandlung nicht genügend Wert beigemessen, wenn sie in Wirklichkeit "lassen Sie mich darüber nachdenken" sagen wollen. Sie sehen nicht den Wert in Ihrer Behandlung für sich selbst.

Deshalb ist es so wichtig, die Fragen zu stellen und ihre Bedürfnisse, ihre Schmerzpunkte, ihre Dringlichkeit und ob sie für die Bezahlung qualifiziert sind, herauszufinden. Wenn Sie sie nicht richtig qualifiziert haben, müssen Sie ihre Bedürfnisse herausfinden. Und dann lassen Sie sie sehen, dass genau diese Bedürfnisse mit der Behandlung gelöst werden.

Die zweite Möglichkeit besteht darin, zurückzugehen und zu **Loopen**. Gehen Sie zurück, finden Sie seine Bedürfnisse, bauen Sie Ihren Wert darauf auf. Und versuchen Sie danach, die Schleife wieder zu schließen.

Ihr Preis ist zu hoch

Wenn sie mit "Ihr Preis ist zu hoch" kommen, haben Sie zwei Möglichkeiten.

Erstens, **Legen Sie** zunächst **die Verantwortung wieder** auf den Patienten. Wie machen Sie das?

Sie sagen: "Ich stimme Ihnen zu; unser Preis ist genau 200 Euro höher als der unseres nächsten Konkurrenten."

Und Sie fahren fort: "Warum, glauben Sie, haben Hunderte von Patienten die Behandlung bei uns und nicht in einer anderen Praxis gemacht?"

Jetzt legen Sie den Ball auf sein Dach, er muss antworten. Nicht nur das. Jetzt muss er *Ihre* Antwort auf diese Bemerkung finden, er muss selbst herausfinden, warum der Preis nicht wirklich zu hoch ist. Er hilft Ihnen dabei.

Vielleicht sieht er Wert in anderen Dingen, an die Sie nicht einmal gedacht haben.

Option Nummer zwei ist, herauszufinden**, was Sie verpasst haben**. Sie müssen sich fragen: Was habe ich verpasst? Was hat mir der Patient nicht darüber gesagt, wie er denkt?

Dann sagen Sie:

"Wie kommen Sie darauf?"

(Ohne Hervorhebung von "darauf"…darauf wird neutral ausgesprochen)

Vielleicht finden Sie so heraus, mit wem Sie verglichen werden. Vielleicht werden Sie mit einer Dentalkette verglichen: "Ich habe festgestellt, dass Vitaldent™ oder XYZ-dent viel günstiger im Preis ist.

Dann müssen Sie damit beginnen, Ihren Service und Ihre Qualität aufzuwerten. Sie können folgendes hervorheben:

- Qualitätsmaterial, das Sie verwenden,

- High-End-Geräte, die Sie verwenden,

- die Qualitätszahntechniker, die Sie einsetzen,

- die Qualitätsinstrumente, die Sie verwenden,

- wie gut Sie ausgebildet sind,

- wie viel Zeit Sie für jeden Patienten reservieren,
- wie Ihre Qualitätskontrolle und Prozesse funktionieren,....

Und all diese Dinge könnte diese XYZ-Dentalkette haben oder auch nicht haben. Sie müssen dem Patienten zeigen, dass Ihr Wert höher ist, dass Ihr Service besser ist, dass Ihre Qualität besser ist.

Geben Sie mir einige Informationen zum Mitnehmen

Wenn sie sagen, gib mir ein paar Infos, die ich mitnehmen kann, dann wollen sie vor Ihnen weglaufen. Es gibt ein zugrundeliegendes Problem.

Sie sagen: "Ich wäre mehr als glücklich, sie Ihnen zu geben. Aber was genau brauchen Sie?"

Dann müssen sie über den wirklichen Einwand nachdenken.

Der Patient sagt dann eine Sache.

Sie sagen: "Okay, was noch?"

Mit dieser Methode quetschen Sie jeden Einwand aus, den dieser Patient möglicherweise haben könnte.

Er sagt noch etwas anderes.Sie sagen: "Okay, was noch?". Sie schreiben auf.

"Okay, was noch?" immer und immer wieder.

Und dann verhalten Sie sich wie in "Ich melde mich bei Ihnen".

Ich melde mich bei Ihnen.

Sie sagen: "Lassen Sie uns eine Grundlinie ziehen. Was müsste passieren, damit Sie und ich mit der Behandlung fortfahren?"

Oder Sie gehen zurück und sagen zu diesem Patienten, der Informationen wollte:

"Was ist, wenn ich Ihnen die Informationen jetzt gebe? Wären Sie in der Lage, heute eine Entscheidung zu treffen, um die Behandlung zu beginnen?"

"Nein, ich muss mit meiner Frau sprechen."

Aha. Da ist noch etwas anderes, okay.

"Was ist, wenn Sie jetzt mit Ihrer Frau sprechen? Sie wird es lieben. Können wir sie reinholen?"

"Sie ist nicht hier."

"Können wir sie anrufen, mit ihr am Telefon sprechen?"

All diese Dinge können getan werden.

"Was wäre nötig, damit Sie und ich mit der Behandlung fortfahren können?"

- Sind es die Bedingungen?
- Ist es der Preis?
- Ist es das Geld, das bezahlt werden muss? In diesem Moment?
- Welcher Teil der Behandlung gefällt Ihnen nicht?

"Nein, alles in Ordnung". Das bedeutet, dass er nicht überzeugt ist. Das müssen Sie herausfinden. Was ist sein Einwand?

JEGLICHER möglicher Einwand

Sie müssen den Einwand klären.

Sie müssen herausfinden, was der wirkliche Einwand dieses Patienten ist, und wissen, was er wirklich meint.

Wie behält man die Kontrolle über ein Gespräch? Indem

man Fragen stellt. Wenn sie Ihnen einen Einwand geben, ist es nichts anderes als eine unbeantwortete Frage, und auf eine Frage antworten Sie am besten mit einer anderen Frage.

Sie gewinnen die Kontrolle über die Situation zurück. Sie müssen die Kontrolle über die Situation zurückgewinnen, indem Sie eine neue Frage stellen.

Eine Möglichkeit für diese neue Frage könnte sein:

"Wie kommen Sie darauf?" oder "Warum sagen Sie das?"

Sie müssen sie fragen, warum, damit Sie den wahren Grund kennen oder wissen, mit wem Sie verglichen werden, wenn es sich um eine Preisfrage handelt.

Sie sind zu teuer. Wie kommen Sie darauf?

Ich muss darüber nachdenken. Wie kommen Sie darauf?

Ich muss mit meiner Frau sprechen. Wie kommen Sie darauf?

Was müssen sie Ihnen jetzt sagen? Den Rest der Geschichte. Was sich wirklich hinter dem Einwand verbirgt. In dieser Antwort ist ein Detail, damit Sie den Punkt, den wirklichen Punkt des Einwands finden können.

Und dann helfen Sie ihnen zu erkennen, warum Ihre Behandlung oder Sie oder Ihr Team die bessere Wahl sind. Indem Sie ihnen eine Lösung für genau den wahren Grund geben, die hinter dem Einwand steht.

Wie kommen Sie darauf? Es geht nicht darum, ihnen direkt zu sagen, warum Sie die bessere Wahl sind. Diese Frage verschafft Ihnen auch Zeit. Sie haben Ihnen einen Einwand gegeben, und Sie wissen nicht sofort, was Sie antworten sollen. Wenn Sie sagen: "Wie kommen Sie dazu, das zu sagen?", gewinnen Sie Zeit.

Hören Sie zu und denken Sie über genau diesen Einwand nach, und darüber, was sie jetzt entwickeln, indem sie Ihnen diesen Einwand vor Ihnen erläutern, dann können Sie daran arbeiten, sobald Ihnen der Einwand offengelegt wird.

Sie können dann genau auf diesen offenen Einwand eingehen, auf die unbeantworteten Fragen, die sich hinter diesem Einwand verbargen, antworten.

Einwände können eine Konfliktsituation sein. Seien Sie sich bewusst, dass, wenn er sagt: "Sie sind zu teuer", und Sie sagen: "Nein, das stimmt nicht", ein Konflikt entsteht.

Sie müssen Konfliktsituationen vermeiden, wenn Sie verkaufen wollen. Wenn Sie ein unsympathischer Zahnarzt sein wollen, dann können Sie sich mit den Leuten streiten, aber nicht, wenn Sie in der Zahnmedizin erfolgreich sein wollen.

Wenn Sie mit einem Argument antworten, werden Sie am Ende verlieren. Vielleicht verlieren Sie nicht die Diskussion, aber Sie verlieren den Patienten, oder Sie verlieren den Verkauf oder Sie verlieren eine Behandlung und Sie verlieren diesen Patienten, der Sie an andere Patienten empfiehlt. Warum würden Sie das wollen? Sie stehen über diesen Dingen. Lassen Sie sich nicht auf einen Streit mit einem Patienten ein.

Wenn es eine Konfliktsituation gibt, gibt es Spannungen, und Sie können diese Spannungen auf zwei verschiedene Arten oder mit einer Kombination beider Arten abbauen.

- Entweder Sie stimmen dem Patienten zu, so dass die Spannung verschwindet, oder
- Sie entschuldigen sich, oder
- Sie stimmen zu und entschuldigen sich.

Aber was, wenn ich anderer Meinung bin? Warten Sie, Sie

müssen zuerst das Feuer löschen.

"Der Preis ist sehr teuer".

"Ich bin völlig einverstanden. Wenn ich mich mit dem Kauf von Dingen befasse, suche ich auch nach dem bestmöglichen Wert".

Fällt Ihnen etwas auf? Ich habe nicht "Preis" gesagt. Er redet über den Preis. Sie sagen Wert, nicht Preis. Wert! Und das ist etwas, worauf er sich auch einigen kann. Sie wechseln vom Preis zum Wert.

Für ihn ist der Preis ein Thema, jetzt machen Sie den Wert zum Thema. Nicht mehr der Preis. Und dann machen Sie weiter:

"Es tut mir leid, dass ich es nicht richtig erklärt habe".

Hier haben wir also beide Möglichkeiten. Wir haben dem Patienten zugestimmt und uns entschuldigt. Und dann fangen Sie an, den Wert zu erklären, erklären aber nicht den Preis.

Der Preis ist der Preis. Sie müssen den Wert erklären. Warum Ihre Behandlung so wertvoll ist, indem Sie die besten Materialien, Maschinen, Geräte und Techniken der Spitzenklasse verwenden. Zum Beispiel "die Technik, die ich in meiner Fortbildung in Dubai in einem Kurs für ästhetische Zahnmedizin gelernt habe". Etwas, das Ihnen auch mehr Wert verleiht.

Und dann, wenn der Patient zu sehen beginnt, dass Ihre Behandlung einen hohen Wert hat und dieser Wert den Preis übersteigt, dann geht es plötzlich nicht mehr um den Preis.

Lassen Sie es mich Ihnen auf eine bestimmte Art und Weise erklären. Wenn Sie eine Euro-Banknote nehmen, ist auf ihr eine Nummer geschrieben. Sagen wir 10. Und ich sage, dies ist ein Blatt Papier, und ich verkaufe dieses Blatt Papier an einen Patienten, für 20 Euro, was würde der Patient dann sagen? Nein. Warum? Weil der Wert dieses Blattes Papier darauf geschrieben steht. Es sind 10. Ich verlange 20. Aber es ist 10 wert, der Wert ist 10. Ich verlange zu viel Geld für dieses Blatt Papier.

Und wenn ich sage, ich verkaufe Ihnen dieses Blatt Papier für einen Euro. Er sagt: "Okay. Haben Sie noch mehr davon? Ich kaufe sie alle für einen Euro pro Blatt". Der Wert dieses Blattes steht darauf geschrieben (10). Und der Preis, den ich beim ersten Mal gesagt habe (20 Dollar), war zu teuer.

Und das zweite Mal habe ich gesagt, ein Euro, das ist billig für diesen Wert.

Gute Nachrichten. Der Wert unserer Behandlungen steht nicht auf Veneers oder auf dem Bleaching selbst geschrieben. Er steht nicht geschrieben, wir können den Wert schaffen, wir können den Patienten erkennen lassen, dass hinter unserer Behandlung ein großer Wert steckt. Der Preis wird immer niedriger sein als der Wert, wenn es uns gelingt, genügend Wert richtig zu vermitteln.

Dann finden Sie heraus, ob das der einzige Einwand ist, den er hat, denn Sie wollen nicht die ganze Zeit mit irgendwelchen Einwänden hin und her und hin und her gehen.

"Ist das das Einzige, was Sie an dieser Behandlung stört?"
Nein, da ist noch etwas anderes
"Was ist es?"

Wir können drei Einwände behandeln, aber vier, fünf oder sechs... vielleicht sprechen Sie mit dem falschen Patienten. In diesem Fall bleiben Sie stehen und sagen, ich kann Ihnen bei diesem Problem wahrscheinlich nicht helfen. Denn wenn er so viele Einwände gegen Ihre Behandlung hat, sind Sie vielleicht nicht die richtige Person, oder Ihr Team ist nicht das richtige, oder die Behandlung, die Sie anbieten, ist nicht die richtige für diesen Patienten.

Ändern Sie bei jedem möglichen Einwand Ihre Meinung

über die von den Patienten verwendeten Wörter.

Wenn sie sagen:

"Ich muss mit meinem Partner sprechen".

Müssen Sie hören:

"Ich muss mit meinem Partner sprechen, weil es fantastisch ist".

Wenn sie sagen:

"Es ist zu teuer"

Müssen Sie hören:

"Es ist zu teuer, aber ich liebe es."

Wenn sie sagen:

"Ich brauche mehr Zeit zum Nachdenken"

Müssen Sie hören:

"Ich brauche mehr Zeit zum Nachdenken, denn Sie haben mir mehr gegeben, als ich im Moment verstehen kann. Und das klingt so gut. Ich weiß nicht, was ich als Nächstes tun soll".

Deshalb brauchen sie mehr Zeit. Sie müssen nicht negative denken, sondern immer positiv denken.

Dieses Denken macht Ihre Haltung gegenüber dieser Person nicht defensive, sondern eine Haltung, die eine umarmende Haltung ist. Man umarmt den Einwand, man umarmt die Person, die den Einwand erhebt.

Einwände sind eine Gelegenheit für Sie, dem Patienten besser zu sagen, was Sie tun können. Gott sei Dank, gibt es einen Einwand.

Denn sonst war er vielleicht nicht ganz von allem überzeugt. Wenn er nicht überzeugt ist und er keinen Einwand erhebt, ist es nicht gut zu verkaufen.

Hier sind noch einmal die Schritte:

- Sie müssen den Einwand durch eine Frage klären.
- Dann stimmen Sie zu oder entschuldigen sich, oder Sie stimmen zu und entschuldigen sich.
- Ist dieser Einspruch der einzige? Finden Sie heraus, ob es mehr Einwände gibt, hören Sie sich den Einwand positiv an. Denken Sie, es ist ein Grund zum Kauf und nicht ein Grund, nicht zu kaufen.
- Sagen Sie ihnen, was Sie tun können und nicht, was Sie nicht tun können. Wenn Sie das Gefühl haben, dass der Patient noch nicht bereit ist, oder wenn er einen anderen Einwand hat, dann gehen Sie zurück und machen eine Schleife (Looping).
- Sie gehen zurück und verkaufen Sie, Ihr Team und die Behandlung erneut an ihn. Wenn Sie das Gefühl haben, dass der Patient bereit ist, und er keine Einwände hat, dann können Sie den nächsten Schritt, von dem Sie wissen, dass er der richtige für ihn ist, leicht machen.
- Sie tätigen den Verkaufsabschluss, und da kommen alle Abschlusstechniken ins Spiel.

BESONDERE SITUATIONEN

25
WENN DER PATIENT FRAGT

In diesem Kapitel werden wir darüber sprechen, wie auf die Frage des Patienten zu reagieren ist. Lernen Sie die häufigsten Fragen und wie Sie während Ihrer Präsentation darauf reagieren.

Wie viel kostet es?

Eine der Fragen könnte lauten: Wie viel ist es? Es hängt davon ab, wo wir uns bei der Präsentation befinden, antworten oder reagieren wir unterschiedlich auf die Frage.

Wenn wir <u>am Anfang der Präsentation</u> stehen und der Patient diese Frage stellt, dann bedeutet das, dass er sofort zur Sache kommen will und sich nicht um die Vorteile oder Merkmale kümmert. Er will nicht wissen, was Sie für ihn tun können. Er will wissen, wie viel es kostet.

Wenn Sie jetzt den Preis nennen, verlieren Sie die Kontrolle. Stellen Sie sich vor, Sie nennen den Preis und er sagt nein, dann gehen Sie in den Rechtfertigungsmodus. Plötzlich müssen Sie rechtfertigen, warum Sie diesen Preis verlangen müssen. Tun Sie das nicht. Stattdessen geht es darum, einen Wert zu schaffen.

Und dann, am Ende, nennen Sie den Preis. Wenn der Wert höher ist, nicht am Anfang. Am Anfang würden Sie den Preis nennen und ihn dann rechtfertigen. Das ist nicht die ideale Situation. Aber wie kann man auf diese Frage nicht antworten? Lassen Sie mich Ihnen erklären, wie Sie damit umgehen.

Wenn Sie diese Frage zu Beginn Ihrer Präsentation erhalten. Leiten Sie das Gespräch um. Gehen Sie zurück zu den Bedürfnissen. Sie sagen:

"Es kommt darauf an". Und dann spricht man das Bedürfnis an.

"Es kommt darauf an. Was genau brauchen Sie? " oder,

- Was genau suchen Sie? Oder

- Was genau müssen wir hier erreichen?

Wenn der Patient am Ende der Präsentation fragt, wie viel kostet es? Sie hatten genug Zeit, um den Wert zu schaffen. Sie haben ihn bereits qualifiziert. Stellen Sie sich vor, Sie wissen, dass er es braucht. Es ist das Beste für ihn. Er will es. Er kann dafür bezahlen. Sie haben ihn durch Ihre Fragen qualifiziert, Sie haben herausgefunden, dass er den weiteren Schritt machen kann.

Dann, aber nur dann, sagen Sie den Preis, und Sie sagen ihn selbstbewusst so:

"Es kostet nur 5000 Euro". Verwenden Sie immer das Wort "nur". Und stellen Sie dann sofort eine Frage, so dass die Aufmerksamkeit des Patienten von der von Ihnen angegebenen Anzahl Euro auf ein kleineres Entscheidungsproblem umgelenkt wird (beginnen z.B. am Montag oder Mittwoch).

"Es sind nur 5000 Euro, wann möchten Sie anfangen?" oder "Es sind nur 5000 Euro. Wie möchten Sie es bezahlen?"

Wenn es mitten in der Präsentation ist, hatten Sie nicht genug Zeit, um alle Fragen zu stellen, die Sie stellen müssen, um zu sehen, ob der Patient es genauso sieht, wie Sie die Situation sehen. Er unterbricht Ihren Ablauf. Er antwortet auf eine Ihrer Fragen, stellt dann aber sofort die Frage "Wie viel kostet es?", bevor Sie die nächste Frage stellen. Sie haben den Wert immer noch nicht gut genug erklärt. Sie können ihm jetzt eine Spanne angeben, sie liegt zwischen 200 Euro und 500 Euro.

Und dann stellen Sie die nächste Frage, die Frage, die Sie ohnehin gestellt hätten. Es liegt zwischen hier und hier. Und ich muss mehr wissen, um Ihnen den genauen Preis nennen zu können. Sagen Sie den letzten Satz nicht, den ich geschrieben habe. Aber er ist eine logische Fortsetzung dieser Spanne. Sie sagen eine Spanne und nach dieser Spanne stellen Sie eine Frage. Die nächste Frage, um ihn zu qualifizieren, die nächste Frage, die Sie sowieso gestellt hätten.

Haben Sie eine Garantie?

Eine weitere Frage, die der Patient stellen kann, ist: Haben Sie eine Garantie? Gehen Sie nicht davon aus, was er mit "Garantie" meint. Nehmen Sie es nicht so wörtlich. Rechtfertigen Sie sich nicht, wenn Sie keine haben.

Antworten Sie stattdessen mit einer Frage. Zum Beispiel,

Sie sagen: Sie brauchen eine Prophylaxe.

Er sagt: Haben Sie eine Garantie? (Garantie für eine Prophylaxe?)

Sie sagen: Das haben wir nicht.

Nehmen Sie nichts an. Antworten Sie stattdessen mit einer Frage. Übrigens. Eine Grundregel: Wer hat immer die Kontrolle über ein Gespräch? Es ist immer derjenige, der Fragen stellt. Er kann das Gespräch durch die Fragen in verschiedene Richtungen lenken.

"Nach welcher Art von Garantie suchen Sie genau? "

Jetzt gehen Sie nicht von etwas aus, die Patienten erklären Ihnen ihre Sorge: "Was ist, wenn meine Zähne danach empfindlich sind? " Das meinte er damit. Oder wie lange wird mein Mund ohne Zahnstein bleiben?

"Es kommt darauf an", und dann können Sie diese Probleme

angehen.

Das sind nur Bedenken, dass sie nicht wissen, wie sie Sie bestimmte Dinge fragen sollen. So kommen sie auf die Sache mit der "Garantie". Sie können jetzt auf ihre Bedenken antworten und sagen,
"Ist es das, was Sie suchen?". Oder
"Sind Sie damit einverstanden?"

Oder Sie können sagen: "Angenommen, wir haben eine Garantie. Wie würde das für Sie aussehen?" Sie raten nicht. Die Patienten erzählen Ihnen ihr Anliegen. "Also, angenommen, wir hätten das, was würde als Nächstes passieren?". Vielleicht denken sie sich ein anderes Anliegen aus. Es war also nicht wirklich die Garantie, die sie beunruhigte.

Sie fragen, an welche Garantie sie denken, und Sie sprechen ihre Bedenken an. Und wenn es sich um eine Garantie handelt, sprechen Sie die Bedenken an und gehen dann den nächsten Schritt, nämlich die Annahme der Behandlung, an.

Können Sie mir einen Rabatt gewähren?

Tun Sie das nicht. Senken Sie nicht Ihren Preis. Bitte senken Sie Ihren Preis nicht.

Der erste Gedanke des Patienten, wenn Sie Ihren Preis um 20% senken, ist: "Ich wusste, dass er zu viel verlangt hat". Nun, überlegen Sie sich, in welchem Licht Sie das stehen lässt. Was denkt er über Sie? Dass Sie eine professionelle Person sind? Nein, eher: "Sie sind ein dubioser Gebrauchtwagenverkäufer, und Sie wollten mir zu viel berechnen, und jetzt gehen Sie, weil ich um einen Preisnachlass gebeten habe, auf den Preis runter, den Sie eigentlich von Anfang an hätten verlangen sollen".

Ich weiß, dass Sie dem Patienten vielleicht helfen wollen.

Aber tun Sie das nicht. Das bedeutet, dass alle anderen Patienten in seinem Kopf überbezahlen. Machen Sie keinen Rabatt. Sie würden nicht ehrlich oder aufrichtig erscheinen. Und glauben Sie mir, für Ihr eigenes Branding ist es auf jeden Fall gut, ehrlich und aufrichtig zu wirken.

Und es ist unprofessionell. Sie sehen wie ein unprofessioneller Typ aus. Warum haben Sie Ihre Preise so hoch angesetzt, wenn Sie runtergehen können, haben Sie gezeigt, dass Sie es günstiger machen können.

Viel besser ist es, zu beweisen und zu zeigen, dass man nicht runtergehen kann. Sagen Sie: "Wenn Sie den billigsten Zahnarzt der Stadt wollen, bin ich nicht Ihre Wahl. Es tut mir sehr leid". Und dann schicken Sie ihn nicht aus der Praxis. Erklären Sie einfach die Unterschiede:

- dass Sie Material von höchster Qualität verwenden und
- dass Sie Geräte von höchster Qualität verwenden.
- Die Einrichtung, in der Sie sich befinden, ist sehr teuer in einem sehr leicht zugänglichen Bereich in einem hochrangigen Stadtviertel.
- Die ständige Weiterbildung, die Sie absolvieren. Und all die Bücher, die Sie lesen, zum Beispiel dieses Buch.
- Der von Ihnen eingesetzte Zahntechniker, der eine höhere Stufe als andere Techniker hat.
- Ihre Teamschulung.

All diese Dinge unterscheiden Ihre Praxis von anderen Praxen und Ihre Preise von anderen Preisen. Erklären Sie sie.

Was Sie tun können, ist vielleicht 5%, wenn sie im Voraus vollständig bezahlt haben, als Gefälligkeit anzubieten. Ich bin kein großer Fan davon, aber zumindest ist es kein Rabatt. Das ist nur, um ihm zu helfen, sich dafür zu entscheiden, es sofort zu tun, und um eine Zusage von dieser Person zu bekommen, er bezahlt alles im Voraus, und dafür machen Sie dann eine 5% Gefälligkeit. Und das ist eine Art, ihm etwas zu geben und ihn nicht mit leeren Händen zu lassen. Aber es ist nicht so, dass man seine Preise senkt.

Warum ist das so teuer?

Eine andere Frage. Eine sehr ähnliche Frage ist: Warum ist das so teuer?

Offensichtlich haben Sie in diesem Moment noch nicht genug Wert für den Patienten geschaffen. Wenn Ihr Wert hoch ist und Ihr Preis niedriger ist als der wahrgenommene Wert für den Patienten, dann wird er nie fragen, warum das so teuer ist. Weil es weniger teuer ist als der Wert, den Sie anbieten.

Vielleicht denken Sie, Sie schaffen Wert, indem Sie das Verfahren erklären, aber vielleicht ist das, was Sie erklären, für ihn nicht wertvoll. Deshalb müssen Sie seine Bedürfnisse und seine Wünsche herausfinden. Das "Warum". Warum will er die Behandlung machen, und das lässt ihn den Wert in Ihrer Behandlung erkennen. Wenn Sie sagen, diese Behandlung gibt Ihnen jenes Gefühl, oder sie bringt Sie dazu, jenes Problem zu lösen, und dieses Problem ist genau das eine Problem, an das er gedacht hat, dann hat sie einen hohen Wert. Wenn sie viele, viele andere Probleme löst, die für diesen Patienten keinen Wert haben (vielleicht für andere Patienten, aber nicht für diesen Patienten), dann wird er den nächsten Schritt nicht machen.

Es ist wichtig, diese Konzepte zu verstehen. Weil etwas für Sie wertvoll sein kann, muss es nicht unbedingt auch für den Patienten wertvoll sein.

Fragen Sie einen Patienten, was für ihn wichtig ist, und schaffen Sie dann Wert, oder lassen Sie ihn sehen, dass die Behandlung, die Sie anbieten, genau das Problem löst, das er gelöst haben möchte.

Der Preis ist das, was man bezahlt.
Der Wert ist, was man bekommt.
(Warren Buffet)

Denken Sie immer daran. Wenn Sie mit einem Patienten sprechen, sprechen Sie nicht über den Preis, sondern über den Wert.
Was ist für den Patienten drin? Was bekommt der Patient?
Den Wert! Der Preis ist das, was er bezahlt.

26
DER UNENTSCHLOSSENE PATIENT

In In diesem Kapitel werden wir über den unentschlossenen Patienten sprechen. Sie werden zwei verschiedene Möglichkeiten kennen lernen, mit dieser Situation umzugehen: der plötzliche Tod - Abschluss und ihnen auf sanfte Weise zu sagen, was sie tun sollen.

Plötzlicher Tod - Abschluss

Die erste (aber nicht beste) Option ist der plötzliche Tod Abschluss. Er wird auch im Kapitel über Verkaufsabschlussstrategien diskutiert. Es ist eine Technik, die Sie als Ultimatum verwenden.

Stellen Sie sich vor, Sie haben den Patienten schon mehrmals gesehen. Er ist zwei- oder dreimal gekommen, um sich über eine bestimmte Behandlung, ein Lächeln, eine Parodontalbehandlung, was auch immer, zu informieren. Und Sie haben ihn mehrmals gesehen, aber er antwortet Ihnen nicht mit Ja oder Nein.

Was Sie tun müssen, ist, dass Sie die gesamte Einverständniserklärung mit allen Einzelheiten außer der

Unterschrift des Patienten ausfüllen.

Sie haben sogar das heutige Datum angegeben. Und dann legen Sie es vor dem Patienten auf den Tisch. Und Sie sagen:

"Herr Patient, wir haben das jetzt ziemlich viel diskutiert. Und ich weiß, dass dies viel Ihrer Zeit in Anspruch nimmt".
(*Ihre* Zeit, Sie denken an den Patienten, das ist es, was Sie vermitteln wollen).

"Es nimmt auch einen Großteil meiner Zeit in Anspruch.

Und entweder ist das für Sie eine gute Idee oder nicht.

Also, so oder so. Lassen Sie uns gleich jetzt eine Entscheidung treffen.

Was sagen Sie dazu?"

Und dann geben Sie ihm den Stift, um die Einverständniserklärung zu unterschreiben.

So macht man den plötzlichen Tod Abschluss. Man schiebt den Patienten sanft zum Abschluss.

Sagen Sie ihnen, was sie tun sollen (auf sanfte Art und Weise)

Die zweite Möglichkeit ist, dass Sie ihnen sagen, was sie tun sollen. Niemand mag es, wenn man ihm sagt, was er tun soll. Seien Sie also vorsichtig.

Wie sagt man jemandem, was er tun soll? Wir wollen ihnen sagen, was sie tun sollen. Aber man kann ihnen nicht sagen, was sie tun sollen, denn es wäre unhöflich und aufdringlich, ihnen zu sagen, was sie tun sollen.

Sie müssen ihnen das Vertrauen geben, dass andere Patienten wie sie sich vor ihnen in ähnlicher Weise verhalten haben. Und Sie wollen ihnen das Gefühl geben, dass es ihre Idee war und dass Sie ihre Entscheidung in keiner Weise beeinflusst haben. Aber natürlich war es Ihre Idee. Natürlich *haben* Sie sie beeinflusst. Aber Sie wollen nicht, dass sie das Gefühl haben.

Sie müssen glauben, dass sie ihre eigene Entscheidung ohne jeglichen Druck von Ihrer Seite getroffen haben. Aber das ist nicht wahr. Sie benutzen eine Technik.

Sie sagen ihnen

"was die meisten Menschen tun würden",

dies ist ein sehr wichtiger Satz.
Sie sagen,

"Was die meisten Leute in Ihrer Situation tun würden, ist, dass sie... (z.B. das Bleichen in der Praxis und dann die oberen sechs Frontveneers) wählen würden, das ist, was die meisten Leute tun würden".

Das war's. Das ist nicht: "Ich empfehle Ihnen zu tun", "Ich sage Ihnen, was Sie tun sollen", "Ich dränge Sie dazu, dies und das zu tun".

Nein, obwohl Sie das auch tun, obwohl die Botschaft dieselbe ist, übermitteln Sie sie auf eine andere Art und Weise. Man sagt ihnen, was *die meisten* Menschen tun würden.
Es ist nicht *Ihre* Entscheidung. Es ist die Entscheidung von anderen. Also sagen Sie ihm einfach, was andere tun würden, und er beginnt zu denken: "Ich bin die meisten Menschen. Der Arzt wird mir nicht sagen, was ich tun soll. Ich werde mir meine eigene Meinung bilden, und ich werde genau das tun, was die meisten Menschen tun würden. Ich mache diese Behandlung".

<u>Meine Erfahrung sagt mir</u>

Manche Patienten denken vielleicht, "ich bin **nicht wie** die meisten Menschen". Machen Sie sich keine Sorgen, wenn sie das sagen. Sagen Sie:

"Was ist das Beste für Ihre Situation? Ausgehend von dem, was Sie mir gesagt haben, <u>sagt mir meine Erfahrung</u>, dass diese und diese Lösung das Beste für Ihre Situation ist".

Fällt Ihnen etwas auf? "Meine Erfahrung sagt mir", nicht "Ich sage Ihnen", es ist meine Erfahrung, die mir das sagt.
Verstehen Sie den Unterschied in der Darstellung der Optionen für den Patienten?

Zurück zu "was die meisten Menschen tun würden". Buchstäblich werden die meisten Menschen denken: "Oh, gute Idee. Ich tue, was die meisten Menschen tun würden".

Funktioniert es bei allen Patienten die ganze Zeit? Nein, natürlich nicht.
Aber bei den meisten unentschlossenen Patienten funktioniert es meistens, denn bei diesen Patienten, bei denen es nicht funktioniert, nutzt man die andere Möglichkeit des "meine Erfahrung sagt mir".

27

DER VERÄRGERTE PATIENT

In diesem Kapitel werden wir darüber sprechen, wie man mit einem verärgerten Patienten kommuniziert. Sie werden lernen, die häufigsten Ursachen zu verstehen, warum Patienten wütend werden, und verschiedene Strategien lernen, wie Sie darauf reagieren können. Ich werde Ihnen auch zwei verschiedene separate Strategien mit unterschiedlichen Schritten erklären. Eine Strategie mit acht Schritten und eine Strategie mit zehn Schritten und dann sehr einfache Massnahmen, wie man die Situation deeskaliert.

6 Gründe, warum Patienten unzufrieden sind

Es gibt sechs Hauptgründe, warum Patienten unzufrieden sind.
- Schlechte Erfahrungen an der Rezeption,
- Lange Wartezeit im Empfangsbereich,
- Unattraktive Praxis
- Kann keinen rechtzeitigen Termin bekommen
- Die Praxis akzeptiert ihre Versicherung nicht
- Die Dentalhygienikerin ist eine Stecherin.

Schlechte Erfahrungen an der Rezeption

Ein Zahnarztbesuch macht keinen Spaß. Wenn der Patient also nicht mit einem warmen "Hallo" und einem lächelnden Gesicht begrüßt wird, beginnt er zu zweifeln, ob er die richtige Praxis gewählt hat. Ein schlechter Start bedeutet die Sabotage des Rests.

Sie können ein sehr guter Verkaufsabschliesser und ein sehr guter Präsentator sein. Wenn der Anfang nicht gut war, dann ist alles viel schwieriger.

Lange Wartezeit im Empfangsbereich

Zeit ist kostbar. Eine Wartezeit von 10 Minuten oder mehr ist nicht akzeptabel. Das verärgert den Patienten und frustriert ihn. Lassen Sie sie also wissen, wenn Sie in Verzug sind. Wenn Sie es vorher wissen, können Sie den Patienten anrufen, bevor er kommt, und ihm sagen: "Wir sind mehr oder weniger eine halbe Stunde hinter dem Zeitplan. Wenn Sie möchten, können Sie eine halbe Stunde später kommen oder wir können Ihren Termin verschieben". Wenn Sie mehr als 20 Minuten im Rückstand sind, lassen Sie sie den Termin verschieben, wenn sie es wünschen. Zeigen Sie, dass Sie sich um den Patienten kümmern.

Unattraktive Praxis

Haben Sie eine unattraktive Praxis? Das Aussehen Ihrer Praxis ist ein Spiegelbild der von Ihnen geleisteten Arbeit.
Wie sind die Toiletten? Sind die Toiletten sauber? Riechen sie gut? Ist alles an der richtigen Stelle? Sehen sie gut aus?

Ich weiß, dass dies nichts mit Ihren klinischen Fähigkeiten zu tun hat. Aber die Patienten sehen sich diese Dinge an und stellen Vermutungen an, die nicht logisch miteinander verbunden sind. Und sie nehmen an, dass Ihre klinischen Fähigkeiten so schrecklich sind wie Ihre Toiletten oder so schrecklich, wie Ihre Praxis aussieht, wie Schränke, Empfangsbereich, Fenster, Decke, Lampen und viele andere Dinge.

Kann keinen rechtzeitigen Termin bekommen

Am besten ist es, einen neuen Patienten in den ersten 48 Stunden nach seinem Anruf aufzunehmen. Maximal eine Woche danach sollten sie auf Ihrem Stuhl sitzen, Notfälle maximal 24 Stunden später. Andernfalls könnten sie die Praxis verlassen und in eine andere Praxis gehen. Sie warten einfach nicht.

Sie akzeptieren ihre Versicherung nicht

Wenn Sie eine Versicherung akzeptieren, dann prüfen Sie den Prozentsatz Ihrer Patienten, die diese Versicherung haben, bevor Sie die Versicherung kündigen. Wenn Sie noch nie eine Versicherung hatten, dann können Sie es dem Patienten immer sagen.

"Wir arbeiten nicht mit der X-Versicherung, aber viele unserer Patienten haben genau diese Versicherung und kommen, weil sie die hohe Qualität und den guten Service schätzen, den wir bieten".

Dies ist der Standardsatz, den wir zu allen Anrufen sagen, die danach fragen, ob wir Ihre Versicherung akzeptieren. Wir machen immer noch fast 60% dieser Menschen zu Patienten.

Ihre Hygienikerin ist eine Stecherin

Wechseln Sie sie. Befragen Sie Ihre Patienten nach ihren Erfahrungen und fragen Sie sie immer, ob alles gut gelaufen ist. Dafür können Sie surveymonkey.com verwenden. Verwandelt sie das Zahnfleisch in ein Nadelkissen? Nun, das macht keinen Spaß.

Es verstärkt alte Wahrnehmungen und alte Konzepte der Zahnmedizin, und Sie wollen ein moderner Zahnarzt oder eine moderne Praxis sein. Seine oder ihre Hände sind eine Verlängerung Ihrer (des Zahnarztes) Hände.

Wenn sie eine Stecherin ist, gehen die Patienten davon aus, dass Sie ein Metzger sind. Wechseln Sie also Ihre Dental-hygienikerin.

Wenn ein Patient verärgert ist

Wenn ein Patient verärgert ist, sollten Sie sich also zunächst entschuldigen. Fehler passieren uns allen. Das ist menschliches Leben, und unbedachte Bemerkungen können die Situation eskalieren lassen.

Zuerst entschuldigen Sie sich also. Sie denken vielleicht: "Aber es ist nicht meine Schuld". Trotzdem entschuldigen Sie sich. Abwehrhaltung und Schuldzuweisungen verstärken, dass der Patient verärgert ist.

Lernen Sie, jedes Problem als eine Gelegenheit zur Verbesserung zu sehen.

Acht Schritte zur Bewältigung schwieriger Patienten-situationen.

Erster Schritt: Zuhören

Reduzieren Sie nicht die Schwere der Beschwerde des

Patienten. "Sie haben nur 10 Minuten gewartet. Oh, das ist nichts". Nein, tun Sie das nicht. Sie hören zu. Sie passen auf oder die Rezeption hört zu und passt auf.

Lassen Sie sich von ihnen ihre Seite der Geschichte erzählen. Keine Unterbrechungen. Wenn Sie einen wütenden Patienten unterbrechen, wird er noch wütender.

Manchmal brauchen sie nur gehört zu werden.

Schritt zwei: Einfühlungsvermögen

Zeigen Sie Einfühlungsvermögen. Lassen Sie sie wissen, dass Sie das Problem verstehen. Und dass Sie über ihre Gefühle besorgt sind. Das ist wichtig, damit der Patient den Eindruck hat, dass er von Ihnen verstanden wurde.

Schritt drei: In Ordnung sein

Die Patienten müssen hören, dass Sie auf ihrer Seite sind und dass Sie bereit sind, alles zu tun, um das Problem zu lösen.

Das bedeutet nicht, dass Sie mit der Tatsache einverstanden sind, dass die Praxis oder Sie das Problem verursacht haben.

Sie verstehen einfach das Problem und signalisieren dem Patienten, dass Sie das Problem lösen wollen. Das bedeutet nicht, dass Sie zugeben, dass Sie das Problem provoziert haben.

Schritt vier: Keine Konfrontation

Gehen Sie nicht in die Defensive. Mit Konfrontation verlieren Sie den Patienten. Stattdessen sollten Sie Befürwortungs- und Weichmacher-Worte verwenden und sagen:

- Ich weiß das zu schätzen.

- Ich sehe / ich höre.

- Vielen Dank für Ihre Mitteilung. Was muss ich

darüber noch wissen?

- Ich weiß, wie Sie sich fühlen, andere haben sich auch so gefühlt, und sie fanden... das, was wir tun können, und sie hatten ein wirklich gutes Ergebnis.

Schritt fünf: Maßnahmen ergreifen

Sobald Sie die Geschichte gehört haben, übernehmen Sie die Kontrolle. Sie machen den Plan, Sie sagen, wo es hingeht.

Und Sie ergreifen Maßnahmen, um mit der Lösung des Problems zu beginnen.

Schritt sechs: Fragen Sie

Fragen Sie den Patienten, was er will. Manchmal ist seine Lösung sowohl fair als auch einfach. Wenn Sie nicht fragen, wissen Sie nicht, was der Patient wirklich will.

- Ich setze mich dafür ein, dass dies funktioniert.
- Wie kann ich Sie unterstützen?
- Wäre das für Sie in Ordnung?
- Ich glaube, dies und das, und ich könnte mich irren.

Schritt sieben: Plan

Stellen Sie einen Aktionsplan auf und verkaufen Sie ihn dem Patienten, damit er mit diesem Plan einverstanden ist. Erklären Sie, wie der Plan das Problem lösen wird.

Schritt acht: Nachbereitung

Stellen Sie sicher, dass der Plan ausgeführt wird. Stellen Sie sicher, dass die Ergebnisse für den Patienten akzeptabel sind. Vergewissern Sie sich mit dem Team, mit dem Patienten und/oder mit jemandem, der sein Problem gelöst hat, dass alles in Ordnung ist.

Der zweite Ansatz ist ein 10-Wege-Ansatz

Er ist dem ersten Ansatz sehr ähnlich, aber er hat einige andere Punkte.

Schritt eins: Zuhören

Hören Sie mit Besorgnis und Einfühlungsvermögen zu. Lassen Sie sich von ihnen ihre Seite der Geschichte erzählen, ohne Unterbrechungen. Manchmal brauchen sie nur gehört zu werden.

Schritt zwei: Isolieren Sie den Patienten

Isolieren Sie ihn, wenn möglich, damit andere Patienten nicht belauschen, was er sagt und beschreibt.

Schritt drei: Bleiben Sie ruhig

Streiten Sie nicht mit dem Patienten.

Schritt vier: Seien Sie sich des Selbstwertgefühls des Patienten bewusst

Sie werden wirklich immer größer und größer. Zeigen Sie ein persönliches Interesse an dem Problem. Versuchen Sie, den Namen des Patienten häufig zu verwenden. Die Menschen mögen es, ihren Namen zu hören, das zeigt auch Einfühlungsvermögen.

Schritt fünf: Aufmerksamkeit

Schenken Sie dem Patienten Ihre ungeteilte Aufmerksamkeit. Konzentrieren Sie sich auf das Problem. Nicht auf die Schuldzuweisung oder die Suche nach dem Schuldigen. Beleidigen Sie den Patienten nicht.

Schritt sechs: Machen Sie sich Notizen

Das Aufschreiben der wichtigsten Fakten spart Zeit, wenn jemand anderes beteiligt werden muss. Wenn jemand anderes in der Praxis das Problem des Patienten lösen sollte, dann hilft es, einige Notizen zu haben, und außerdem neigt der Patient dazu, langsamer zu werden, wenn er sieht, wie jemand das Problem tippt oder aufschreibt. Sie verstehen, dass Sie aufmerksam sind und dass Sie es ernst nehmen.

Siebter Schritt: Erzählen Sie

Sagen Sie dem Patienten, was am besten getan werden kann. Bieten Sie Wahlmöglichkeiten an, aber versprechen Sie nicht das Unmögliche.

Schritt acht: Eine Zeit festlegen

Legen Sie einen angemessenen Zeitrahmen für den Abschluss von Korrekturmaßnahmen fest. Seien Sie konkret, aber unterschätzen Sie nicht die Zeit, die zur Lösung des Problems benötigt wird.

Schritt neun: Überwachen Sie

Überwachen Sie den Fortschritt der Korrekturmaßnahmen.

Schritt zehn: Nachbereitung

Selbst wenn die Beschwerde von jemand anderem gelöst wurde, gehen Sie der Sache nach. Das zeigt, dass Sie persönlich interessiert sind. Setzen Sie sich mit dem Patienten in Verbindung, um sicherzustellen, dass das Problem zu seiner vollen Zufriedenheit gelöst wurde.

Wörter, die bei arroganten Patienten verwendet werden sollten

Um mit schwierigen Situationen besser umgehen zu können, müssen verschiedene Arten von Patienten verschiedene Arten von Wörtern hören. Verwenden Sie bei arroganten Patienten Wörter wie

- Wir schätzen Ihre Meinung sehr.
- Können wir etwas *Besonderes* für Sie tun?
- Sie kennen das Thema sicherlich, *und* ich habe spezielle Informationen.
- Wir finden heraus, wo der Fehler lag.
- Dies ist sicherlich sehr wichtig.
- Ihre Meinung oder Kritik ist für uns sehr wichtig.
- Sie sind sehr wichtig für uns.
- Wir versuchen das Beste für Sie.
- Was halten Sie davon?
- Ich teile Ihre Meinung.
- Ihre Behandlung ist sehr wichtig.

All diese Dinge verlangsamen oder deeskalieren den arroganten Patienten.

Wörter, die bei aggressiven Patienten verwendet werden sollten

Ein aggressiver Patient wird mit anderen Worten gebremst:

- Sie sind offensichtlich sehr wütend.
- Das hat Sie sicher sehr wütend gemacht.
- Ich kann mir vorstellen, wie wütend Sie sind. (Aber

sagen Sie das nicht nur, zeigen Sie es mit Ihrer Körpersprache und mit Ihrer Tonalität, dass Sie sich das vorstellen können).

- Können wir in Ruhe darüber sprechen?
- Wir werden genau prüfen, wo der Fehler gemacht wurde.
- Können Sie genau beschreiben, was Sie so wütend macht?
- Wahrscheinlich wäre ich in dieser Situation auch wütend
- Gut, dass Sie uns davon berichtet haben.
- Wir nehmen Ihre Enttäuschung sehr ernst, bitte sagen Sie mir, was Sie so wütend macht.

Deeskalations-Strategien

Deeskalationsstrategien helfen, die Situation zu deeskalieren und das Gespräch umzulenken. Sie tragen dazu bei, den Patienten weniger wütend zu machen und das Problem zu lösen. Es können mehrere Strategien eingesetzt werden.

Anerkennen ohne zu ermutigen

Lassen Sie sie wissen, dass Sie sie verstehen.
Empathieaussage verbunden mit einer Neuausrichtung weg von den Emotionen, zurück zum Problem. Sie sagen: Ich verstehe, und dann zeigen Sie Einfühlungsvermögen.

Ich verstehe, dass Sie sehr wütend sind.
Ich verstehe das Problem
Ich verstehe, dass Sie im Moment sehr wütend sein müssen.

und dann konzentrieren Sie sich wieder weg von diesen

Emotionen auf das Problem.

Was genau ist das Problem und wie können wir es jetzt lösen?

Zulassen, dass Dampf abgelassen wird

Sie erlauben dem Patienten einfach, den Dampf ununterbrochen abzulassen. Sie werden sich schließlich beruhigen. Abgesehen von den Besessenen. Diese werden immer wütender und wütender. Sie werden in einen Teufelskreis der Wut eintreten.

Wenn Sie sehen, dass der Patient Dampf ablassen darf und sich beruhigt, gut. Wenn Sie sehen, dass der Patient Dampf ablassen darf und immer wütender und wütender wird, dann braucht er eine Empathieaussage und eine Neuorientierung.

Dampf ablassen zuzulassen funktioniert nicht für jeden.

Entschuldigen Sie sich

Das bedeutet nicht unbedingt, dass Sie eine Schuld zugeben. Sie entschuldigen sich und konzentrieren sich dann neu und lösen das Problem.

Es tut mir so leid, dass Sie sich so fühlen. (Es tut Ihnen nicht leid, dass Sie einen Fehler gemacht haben).

Sie entschuldigen sich auf jeden Fall und dann, gefolgt von einer Zusicherung der Anstrengung oder des Ergebnisses. Sie lassen sie wissen, dass Sie Ihr Bestes tun werden, um seine oder ihre Bedürfnisse zu erfüllen.
Sollten Sie Ergebnisse zusichern, geben Sie eine Garantie für das Ergebnis.

Entfernen von Publikum

Sie nehmen den Patienten weg vom Publikum. Es ist nicht leicht zu machen, aber einige verärgerte Patienten werden dem Publikum vorspielen. Sie werden wieder wütend, und sie sehen, wie die Leute hinsehen, so dass sie immer wütender werden und immer mehr schreien, so dass alle im Wartezimmer beteiligt sind.

Sie wollen nicht, dass das passiert. Bringen Sie sie in einen Büroraum. Sie sagen: "Herr Patient, ich bin sicher, dass Sie es vorziehen würden, dass Ihre Privatsphäre geschützt wird. Gehen wir in das Büro. Dort können wir weitermachen.".

Sie machen deutlich, dass dies etwas ist, was Sie für *Ihn* tun und nicht aus einem anderen Grund.

Ablenkung

Es gibt verschiedene Möglichkeiten, den Patienten abzulenken. Sie lenken die Aufmerksamkeit des Patienten weg von der Wut und weg davon, die Wut Ihnen gegenüber auszudrücken.

Mit dieser Strategie soll der Teufelskreis der Wut durchbrochen werden. Sie lenken ihre Aufmerksamkeit z.B. mit Worten und Gesten auf ein physisches Objekt. Und dann müssen diese Patienten den Blickkontakt zu Ihnen abbrechen.

"Wenn Sie hier auf dem Bildschirm sehen...", und dann zeigen Sie dem Patienten den Bildschirm, dann schaut der Patient, anstatt zu Ihnen, auf den Bildschirm, das unterbricht und halt den Kreislauf der Wut an.

Anstelle des Bildschirms genügt jedes physische Objekt, das für das Thema relevant ist. Eine Broschüre, ein Schild, ein

Papier, etwas, das auf einem Papier oder einer Broschüre geschrieben ist.

"Wenn Sie hier die Einverständniserklärung sehen können..."
"Wenn Sie hier sehen können", so konzentriert sich der Patient dort, und dann können Sie mit der Lösung fortfahren.

Nicht den Köder schlucken

Wenn er Sie beleidigt, antworten Sie nicht mit Beleidigungen. Wenn er wütend ist, reagieren Sie nicht mit Wut. Nehmen Sie nicht den Köder an. Seien Sie einfühlsam.

Neuausrichtung

"Ich kann sehen, dass Sie wegen XYZ verärgert sind.
Lassen Sie uns auf das zurückkommen, was wir tun können, um Ihnen zu helfen".

Konzentrieren Sie sich wieder darauf, zu helfen, nicht auf die Wut, nicht auf die Ursache, sondern darauf, wie wir dem Patienten helfen können. Dann sagen Sie:

"Ich kann ein paar Dinge vorschlagen".

Und dann fahren Sie fort, Ihre Lösung zu erläutern.

Verwendung von Timing

Wenn Sie die anderen Strategien anwenden, sind verärgerte Patienten manchmal noch nicht in der Lage, logisch zu denken. Wenn sie nicht bereit sind, wird keine Technik funktionieren.

Erstens brauchen sie Anerkennung und Einfühlungsvermögen. Nur wenn er weniger wütend ist, können Sie mit anderen Deeskalationsstrategien vorankommen.

Woher wissen Sie das? Es ist zu früh, wenn er Ihre Versuche ignoriert, und Sie müssen sich wiederholen, weil er Sie nicht hört. Dann wäre es zu früh.

Dann müssen Sie anerkennen, sich entschuldigen und sich neu konzentrieren. Das ist es, was sie in diesem Moment hören müssen.

ÜBER DEN AUTOR

Dr. Gomez ist ein in Deutschland geborener und aufgewachsener Spanier, und hat an der Universität Tübingen, **Zahnmedizin** und danach **Humanmedizin** studiert und **promoviert**.

Seit 1995 steht er in **engem Kontakt mit der Dentalindustrie**. Er arbeitete drei Jahre lang als Manager in der Zentrale eines großen Dentalunternehmens.

Seit 1999 hat er **über 400 Vorträge**, Seminare und praktische Workshops in 42 verschiedenen Ländern der Welt gehalten, **viele davon im Bereich Dental Business Management**.

Nach einigen Jahren in den renommiertesten Zahnarztpraxen Deutschlands zog er 2004 schließlich nach Spanien, wo er seine Zahnarztpraxis in Valencia mit dem Schwerpunkt **ästhetische Zahnmedizin und Implantate** leitet.

Spanien ist ein äußerst feindseliges Umfeld, um eine Zahnarztpraxis als Unternehmen zu führen, was auf die Gesetzgebung und die Überflutung mit zahnmedizinischen Universitäten zurückzuführen ist. Bei Null anzufangen und in diesem Umfeld erfolgreich zu sein, verleiht dem Buch einen höheren Wert.

www.ingramcontent.com/pod-product-compliance
Lightning Source LLC
Chambersburg PA
CBHW030616220526
45463CB00004B/1311